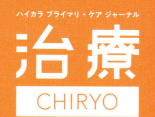

ハイカラ プライマリ・ケア ジャーナル

5
2025
Vol.107
No.6

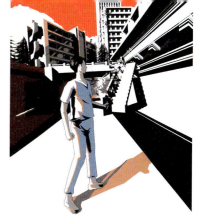

illustration：星野勝之

第1特集

いつもの発熱診療をすり抜ける
重症感染症

編集幹事 長野広之，谷崎隆太郎

特別座談会
- 12 ▸ **発熱患者を診る際の思考過程**
  長野広之，谷崎隆太郎，山本舜悟，宮里悠佑

総論
- 22 ▸ **いつもの診察で発熱の原因をどこまで詰められるか？**
  長野広之

見逃したくない感染症リスト
- 26 ▸ **TSS/TSLS** 長谷川雄一
- 31 ▸ **感染性心内膜炎** 山本舜悟
- 37 ▸ **脾機能低下の感染症** 花井翔悟
- 42 ▸ **エントリー不明の菌血症** 奥村暢将，伊東直哉
- 46 ▸ **脳膿瘍** 佐藤直行
- 50 ▸ **リケッチア感染症** 宮里悠佑
- 55 ▸ **重症熱性血小板減少症候群（SFTS）** 忽那賢志
- 58 ▸ **レプトスピラ症** 谷崎隆太郎
- 62 ▸ **海外渡航後感染症の診方**
  ―マラリア，デング熱，腸チフスを中心に― 的野多加志
- 68 ▸ **糞線虫症** 松尾裕央
- 74 ▸ **悪性外耳道炎（頭蓋底骨髄炎）** 武藤義和

Facebook ▸

X (Twitter) ▸

note ▸

LINEスタンプ ▸

第2特集

不登校に対して医師ができること

編集幹事：柳本嘉時

特別座談会

80 不登校診療における臨床現場の現実と課題
　　―それぞれの立場から―
　　柳本嘉時，木村幸嗣，下山弘展，藤原一朗

「学校に行けてない」と言われたら

87 不登校ガイドラインの紹介　松原直己

90 起立性調節障害と不登校　藤井智香子

94 神経発達症と不登校　島津智之

97 精神疾患と不登校　緒方治彦

連載

▶ えびさんぽ ㊶
抗アミロイドβ抗体薬はアルツハイマー病の認知機能を改善しますか？ ……… 青島周一
　―ランドマークスタディと路地裏エビデンス　6
　―臨床での使い方　112

▶ 御縁ちゃんが導く誤嚥性肺炎クロニクル ⑤
広域抗菌薬使用を防げ!! ラボミ降臨☆ ……… 宮上泰樹，近藤慶太　106

▶ Dr. Shin のよくわかる即戦力漢方 ⑫
パニック障害を漢方で支える ……… 橋本進一　114

▶ 総合診療 POEMs ―診療で使える！旬なオススメ文献― ㉓
慢性腎臓病を伴う無症候性高尿酸血症に対して薬物療法を
　開始するタイミングは？……… 前田 遥，森川 暢，井上博人　122

▶ 突撃!! 循環器診療についてショウジ先生に聞いてみた！⑧
「目に見える」治療と「目に見えない」治療　―その②テッパンのβ遮断薬
　……… 山口裕崇，川上将司　128

BackNumber

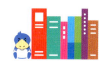

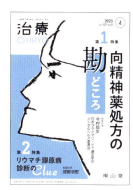

2025年 vol.107 no.5
向精神薬処方の勘どころ／リウマチ膠原病 診断のClue
編集幹事：今村弥生／猪飼浩樹

向精神薬処方の是非とさじ加減について，異なる立場からさまざまな視点で切り込みます！／リウマチ膠原病診断のカギとなるプレゼンテーションとは？ 各疾患の臨床像を解説

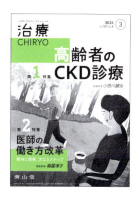

2025年 vol.107 no.4
高齢者のCKD診療／医師の働き方改革
期待と現実，次なるステップ
編集幹事：小田川誠治／森屋淳子

高齢者の4人に1人はCKD！ CKD診療のお悩みにわかりやすく答えます／上司の頭の変革なくして働き方改革は進まない！？ 時代に合った働き方について考えよう

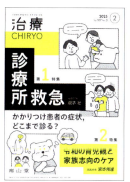

2025年 vol.107 no.3
診療所救急 かかりつけ患者の症状，どこまで診る？／令和の育児観と家族志向のケア
編集幹事：坂本 壮／宮本侑達

「いつも」を知るからできること．緊急時に考える手段を整理する／令和の家族像とは？ 父性と母性の知識をアップデートしよう！

2025年 vol.107 no.1
プライマリ・ケア共通テスト／チームで目指すDiagnostic Excellence
編集幹事：大浦 誠／原田侑典

2024年 vol.106 no.12
自信がもてる 移行期医療
編集幹事：一ノ瀬英史

2024年 vol.106 no.11
不定愁訴を診る！ あなたはどうしていますか？
編集幹事：鈴木富雄

2024年 vol.106 no.10
心不全診療の Fantastic Four
編集幹事：小田倉弘典

2024年 vol.106 no.9
語りたい！ 総合診療のエビデンス
編集幹事：金子 惇

2024年 vol.106 no.8
疾患治療で薬剤性便秘を作るな！
編集幹事：三原 弘

プライマリ・ケア医に おすすめ

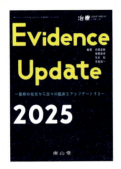

Evidence Update 2025
最新の知見から日々の臨床を
アップデートする
編著：名郷直樹，南郷栄秀，
　　　矢吹 拓，青島周一
B5判 136頁 2025年
定価：3,300円
　　　本体3,000円＋税10％

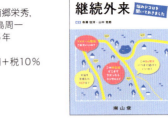

教えて！専門医の先生
疾患軌道図で学ぶ継続外来
悩みドコロを聞いておきました
編：寺澤佳洋，山中克郎
B5判 217頁 2024年1版
定価：4,180円
　　　本体 3,800円＋税10％

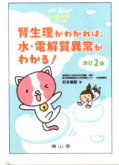

腎生理がわかれば，水・電解質異常がわかる！
著：杉本俊郎
A5判 332頁 2025年
改訂2版
定価：3,960円
　　　本体3,600円＋税10％

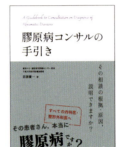

膠原病コンサルの手引き
その相談の根拠・原因，説明できますか？
著：岩波慶一
B5判 388頁 2024年1版
定価：6,680円
　　　本体6,000円＋税10％

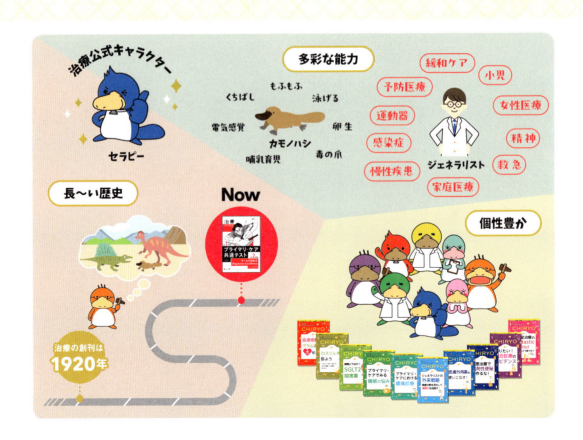

薬物治療コンサルテーション
妊娠と授乳
改訂4版

表紙があたらしくなりました

編集
伊藤真也　トロント小児病院／トロント大学 名誉教授
村島温子　一般社団法人妊娠と薬情報研究会 理事長
後藤美賀子　国立成育医療研究センター妊娠と薬情報センター

持っていると安心できる妊娠期・授乳期の薬剤選択のパートナー

妊婦・授乳婦へ薬の投与が胎児・乳児に与える影響について，疫学情報や薬剤特性など，多くのエビデンスをもとにまとめました．2010年の初版発行以来，多くの医療従事者の支持を経て，妊婦・授乳婦の薬物治療に欠かせない1冊となりました．

支持されて15年、磨きをかけた改訂4版が完成

一般名（和/英）・商品名・添付文書情報・オピニオンリーダーによる安全性評価を一覧で

B5判 595頁
ISBN 978-4-525-70234-2
定価9,900円（本体9,000円＋税10%）
2025年3月発行

医薬品一覧がもっと見やすくなりました

エキスパートによる総合評価を4つに分類

医薬品	添付文書情報（巻頭参照）		総合評価（巻頭参照）	
	妊娠	授乳	妊娠	授乳
ノイラミニダーゼ阻害薬				
オセルタミビル　oseltamivir　◆タミフル	有益性	添文3	使用可	使用可
ザナミビル　zanamivir　◆リレンザ	有益性	添文3	使用可	使用可
ラニナミビル　laninamivir　◆イナビル	有益性	添文3	使用可	使用可
ペラミビル　peramivir　◆ラピアクタ	有益性	添文3	情報なし	情報なし

- 分類
- 医薬品一般名（和/英）
- 商品名

分類	一般名	主な商品名	添付文書情報 妊娠 有益性投与／禁忌	総合評価 妊娠／授乳
ノイラミニダーゼ阻害薬	オセルタミビルリン酸塩	タミフル	○	安全／安全
	ザナミビル水和物	リレンザ	○	安全／安全
	ラニナミビルオクタン酸エステル水和物	イナビル	○	／安全
	ペラミビル水和物	ラピアクタ	○	

詳しくはwebで

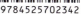
9784525702342

南山堂
〒113-0034 東京都文京区湯島4-1-11
TEL 03-5689-7855　FAX 03-5689-7857（営業）
URL　https://www.nanzando.com
E-mail　eigyo_bu@nanzando.com

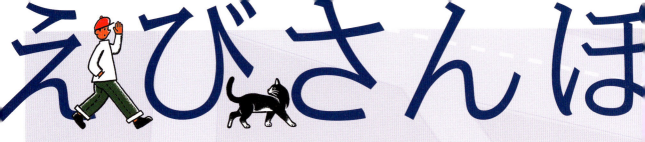

第41回 抗アミロイドβ抗体薬はアルツハイマー病の認知機能を改善しますか？

アルツハイマー病（AD）の病理学的特徴の一つである**老人斑**は，**アミロイドβ（Aβ）**とよばれるタンパク質を主な構成要素とする．アミロイドβが脳の神経細胞に損傷を与え，ADを引き起こすという病態生理学的仮説を**アミロイド仮説**とよぶ[1]．抗アミロイドβ抗体薬は，アミロイド仮説に基づいて開発

▶知っておきたいランドマークスタディ

■PMID：23883379
- P：ADの疑いのある患者1,537人（平均73歳）
- E1：semagacestat 100mg　E2：semagacestat 140mg
- C：プラセボ
- O：76週後のADAS-cog11（0～70点，スコアが高いほど認知機能障害が大きい）

EXPEDITION3試験　PMID：29365294
- P：アミロイドの沈着を認める軽度のAD患者2,129人（平均73歳）
- E：solanezumab 400mg　C：プラセボ
- O：80週後のADAS-cog14（0～90点，スコアが高いほど認知機能障害が大きい）

①② 2013年
ADAS-cog変化
E1：+7.5
E2：+7.8
C：+6.4

①③ 2014年
最小二乗平均差
−0.2
[−1.4～−1.0]

①③ 2018年
最小二乗平均差
−0.80
[−1.73～0.14]

①②
平均差（E2 vs C）
0.4
[−0.8～1.5]

Bapineuzumab 301試験　PMID：24450891
- P：軽度～中等度のAD患者1,121人（平均72歳）
- E：bapineuzumab 0.5mg/kg
- C：プラセボ
- O：78週後のADAS-cog11（0～70点，スコアが高いほど認知機能障害が大きい）

■PMID：29719179
- P：軽度～中等度のAD患者1,958人（平均71～72歳）
- E1：verubecestat 12mg　E2：verubecestat 40mg
- C：プラセボ
- O：78週後のADAS-cog11（0～70点，スコアが高いほど認知機能障害が大きい）

 アミロイドβの産生メカニズム

アミロイドβ（Aβ）は，**βセクレターゼ（β-site APP cleaving enzyme 1：BACE1）**および**γセクレターゼ**がアミロイドβ前駆体タンパク質（APP）を切断することによって生成される．βセクレターゼによる切断プロセスは，アミロイドβ産生の律速段階であり，同酵素の活性がADの進行に大きく影響すると考えられている．γセクレターゼは，**プレセニリン**を活性サブユニットとし，主にAβ40とAβ42の2つのアミロイドβを産生する．このうちAβ42は凝集性が高く，神経毒性も強いと考えられている[2]．

なお，家族性ADでは，APP，プレセニリン1，プレセニリン2の遺伝子変異が知られており，これもまた，アミロイド仮説を支持する根拠だと考えられている[3]．

 セクレターゼを治療標的とした薬剤

semagacestatは，ADの治療薬として開発された**γセクレターゼ阻害薬**である．しかし，2013年に報告されたRCTでは，semagacestatの投与で認知機能の改善は認められず，140mgの投与を受けた群ではプラセボ群と比べて**日常生活機能が悪化**した．

verubecestatはBACE1阻害薬であり，βセクレターゼを阻害することでアミロイドβの産生を抑制すると考えられていた．しかし，2018年に報告されたRCTでは，ADAS-cogによる認知機能障害の評価で，プラセボと統計学的有意な差を認めなかった．一方，verubecestat群では，皮疹，転倒・外傷，睡眠障害，自殺念慮，体重減少，毛髪変色などの有害事象が増加した．

ランドマークスタディと路地裏エビデンス

📖 臨床での使い方…p.112

医療法人社団徳仁会 中野病院 薬局
青島周一

膨大な数の論文を前に，どんな論文を読み，どのように活用すればよいかわからず，迷子になっていませんか？ ここでは，治療方針を左右するような「ランドマークとなる臨床研究」を時系列で整理．さらに，知っていると日々の業務に役立つ「路地裏エビデンス」を紹介．実際の臨床判断にエビデンスをどのように生かすかを考えます．

されたAD治療薬である．今回は，抗アミロイドβ抗体薬の主要なランダム化比較試験（RCT）を時系列で紹介する．

図中の[ ]に記載されている数値：
95%信頼区間もしくは97.5%信頼区間

- **P** Patient：患者
- **E** Exposure：曝露もしくは介入
- **C** Comparison：比較対照
- **O** Outcome：アウトカム

Clarity AD試験 PMID：36449413
- P アミロイド沈着が認められる早期AD患者1,795人（平均71歳）
- E レカネマブ10mg/kg
- C プラセボ
- O 18ヵ月後のCDR-SB（0〜18，スコアが高いほど障害が大きい）

2021年
スコア変化の差
3.20
[0.12〜6.27]

■PMID：33720637
- P タウおよびアミロイド沈着が認められた早期AD患者257人（平均75歳）
- E ドナネマブ700〜1,400mg
- C プラセボ
- O 76週後のiADRS（0〜144，スコアが低いほど認知機能障害が大きい）

2022年
差
−0.45
[−0.67〜−0.23]

2023年
差
−0.31
[−0.66〜0.05]

GRADUATE Ⅰ試験 PMID：37966285
- P アミロイド沈着が認められる軽度認知障害または軽度AD患者985人（平均71〜72歳）
- E gantenerumab（目標用量510mg）
- C プラセボ
- O 116週後のCDR-SB（0〜18，スコアが高いほど障害が大きい）

抗アミロイドβモノクローナル抗体

抗アミロイドβモノクローナル抗体は，脳内に沈着したアミロイドβを除去する作用が期待でき，認知機能障害の進行を抑止する効果が期待されてきた．

bapineuzumabは，神経系に作用するモノクローナル抗体である．しかし，2014年に報告されたRCTにおいて，同薬の有効性は示されなかった．

solanezumabは，可溶性アミロイドβを標的とするモノクローナル抗体である．同薬の有効性はEXPEDITION 1試験および2試験で検証され，2014年に報告された[4]．しかしながら，いずれの試験においても認知機能の改善を認めなかった．2018年には，**EXPEDITION3試験**の結果も報告されているが，solanezumabの有効性は示されなかった．

2020年以降に報告されたRCT

2022年にはアデュカヌマブ[5]，そして2023年にはgantenerumabの有効性を検証したRCTの結果が報告されている．いずれも抗アミロイドβモノクローナル抗体薬であるが，ADに対する有効性は明確に示されていない．

2025年3月現在において，国内で承認されている抗アミロイドβ抗体薬は，**ドナネマブ**および**レカネマブ**である．2021年に報告されたRCTにおいて，76週後のiADRS変化はドナネマブ群で−6.86点，プラセボ群で−10.06点，統計学的にも有意な改善が示された（スコア差：3.2）．レカネマブについても，**Clarity AD試験**においてCDR-SBスコアに対する有効性が示されている．

ロジエビ 1 レカネマブは患者や介護者の生活の質を改善しますか？

アルツハイマー病患者にレカネマブを投与すると，生活の質の低下が少なく，介護者の負担も低下するかもしれない．

Clarity AD 試験の二次解析　DB/14ヵ国［J Prev Alzheimers Dis, 10(4): 771-777, 2023, PMID: 37874099］

P: 1,795人　アミロイド沈着が認められる50～90歳の早期AD[*1]患者
- 年齢：平均71歳
- 女性：51.6～53％
- ApoE4[*2]キャリア：69％
- AD[*1]の罹病期間：1.34～1.41年

E: レカネマブ10mg/kgを2週間ごとに静脈内投与　859人

C: プラセボを2週間ごとに静脈内投与　875人

18ヵ月

O: 18ヵ月時点での健康関連QOL指標の変化
プラセボ群のスコア変化と比較したレカネマブ群のスコア変化の差（マイナスであるほど良好）

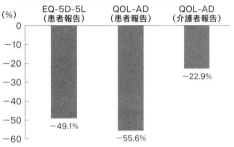

- EQ-5D-5L（患者報告）：−49.1％
- QOL-AD（患者報告）：−55.6％
- QOL-AD（介護者報告）：−22.9％

EQ-5D-5L（0［最悪］～100点［最良］），QOL-AD（13［最悪］～52点［最良］）

*1：アルツハイマー病
*2：アポリポタンパク質E

ロジエビ 2 アミロイド仮説は，アルツハイマー病の病態生理を合理的に説明していますか？

アミロイドβの減少と病状進行に統計学的にも有意な関連を認め，アミロイド仮説を支持するかもしれない．

TRAILBLAZER-ALZ 試験の二次解析　DB/米国・カナダ［JAMA Neurol, 79(10): 1015-1024, 2022, PMID: 36094645］

P: 272人[*]　60～85歳でアミロイドβの蓄積および中等度のタウ病理が確認された早期アルツハイマー病患者
- 年齢：平均75.2歳
- 女性：53.3％

*：このうち15人は解析から除外

E: ドナネマブを4週ごとに静脈内投与（投与開始から3回は700mg，その後は1,400mg）　131人

C: プラセボを4週ごとに静脈内投与　126人

52週

O: アミロイドβの減少と病状進行の関係

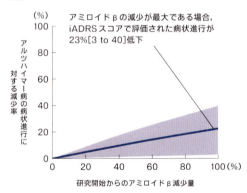

アミロイドβの減少が最大である場合，iADRSスコアで評価された病状進行が23％［3 to 40］低下

横軸：研究開始からのアミロイドβ減少量
縦軸：アルツハイマー病の病状進行に対する減少率

用語解説

【盲検化の表示】 OPL：open-label（非盲検）／SB：single-blind（単盲検：患者，もしくは治療者のどちらか一方のみを盲検化）／DB：double-blind（二重盲検：患者と治療者の両方が盲検化）／PROBE：prospective randomized open blinded end-point（アウトカム評価者のみを盲検化）

【非劣性試験】 新しい治療法が，既存の治療に少なくとも劣っていないことを検証するための研究手法．非劣性の判定は研究開始前に設定された非劣性マージンの中に，解析結果として得られた95％信頼区間の下限値もしくは上限値が収まっているかで評価する．

【PMID】 医学論文のオンラインデータベースであるMEDLINEの検索エンジン「PubMed」が各論文に割り振っているID番号．PubMed（https://pubmed.ncbi.nlm.nih.gov/）の検索ボックスにPMIDを入力すれば，当該論文に直接アクセスできる．

【PECO】 臨床的な疑問を構成する4要素．Patient（患者），Exposure（曝露もしくは介入），Comparison（比較対照），Outcome（結果）の頭文字．

【HR (hazard ratio)】 ハザード比．相対危険（relative risk）の一種で，C群に対するE群のアウトカム発症率の比を表す統計指標のこと．

【RRR (relative risk reduction)】 相対危険減少．1から相対危険（ハザード比など）を引いた値．

【95％信頼区間】 図中の［　］に記載されている数値．研究参加者で得られた相対危険などの統計指標を，研究に参加していない集団にも広く一般化した場合に取り得る上限値と下限値の幅．研究結果として得られた統計指標の値が95％の確率で信頼区間の上限値から下限値まで変化し得ると解釈しても問題はない．

参考文献

1) EMBO Mol Med, 8: 595-608, 2016.［PMID: 27025652］
2) Molecules, 25: 5789, 2020.［PMID: 33302541］
3) Alzheimers Res Ther, 3: 1, 2011.［PMID: 21211070］
4) N Engl J Med, 370: 311-321, 2014.［PMID: 24450890］
5) J Prev Alzheimers Dis, 9: 197-210, 2022.［PMID: 35542991］

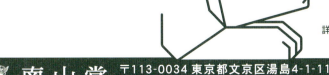

とことん極める！
腎盂腎炎
PYELONEPHRITIS

編集 長野広之・徳田嘉仁

おしっこ本，ここに極まれり！

日常診療において臨床医が腎盂腎炎を考えない日はないと言っても過言ではありません．救急外来や入院診療，そして在宅医療などで発熱の鑑別に腎盂腎炎を入れないことはないと思います．「尿が汚くて熱があれば……腎盂腎炎！」と思っていたら実は別の疾患で痛い目にあったという経験をされた方もいるのではないでしょうか．診断以外にも抗菌薬治療や合併症の検索，再発予防は発熱診療の基本でありますが，だからこそ極め甲斐のあるものとなっています．

ありふれた疾患がゆえに，「いつも通り」に対処しがちな疾患かもしれませんが，これを機に腎盂腎炎診療を見直してみませんか？

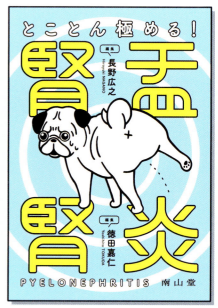

B5判　221頁
定価4,400円（本体4,000円+税10%）
978-4-525-23921-3
2022年11月発行

主な内容

- Ⅰ章　総論
- Ⅱ章　腎盂腎炎の診断編
- Ⅲ章　腎盂腎炎の治療，マネジメント編
- Ⅳ章　腎盂腎炎の再発予防編
- Ⅴ章　腎盂腎炎のtips編
- Ⅵ章　多職種連携編

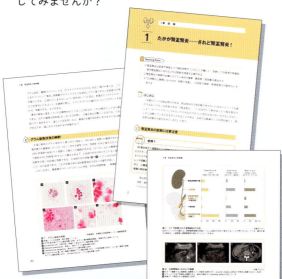

詳しくはWebで

 南山堂　〒113-0034　東京都文京区湯島4-1-11
TEL 03-5689-7855　FAX 03-5689-7857（営業）
URL　https://www.nanzando.com
E-mail　eigyo_bu@nanzando.com

第1特集

いつもの発熱診療をすり抜ける　重症感染症

夜間に1人で判断を迫られるときの助けに

　このたび，谷崎隆太郎先生（市立伊勢総合病院）と「いつもの発熱診療をすり抜ける重症感染症」というタイトルで特集を編集させていただいた．

　この特集を企画したきっかけは自身の経験が元となっている．皆さまは，発熱患者で血圧が低い，呼吸数が多い，意識状態が悪いなど重症感があり，経過から感染症を疑うけれども，問診や診察，採血/尿検査，CTなどで発熱の原因が絞れなかった経験はないだろうか．培養の結果を待ちながら夜間に1人で抗菌薬選択や追加の検査などの判断を迫られる場合もあるだろう．そのような場面で私自身鑑別が浮かばずに悩んだことが多く，どのような疾患を思い浮かべてどう動くべきなのかを整理し，診療の質を上げたいと以前から思っていた．そこで谷崎先生に相談し，今回の特集を企画した．もちろん発熱患者では非感染症も考えるべきであるが，本特集では紙幅の都合上扱わない．谷崎先生と前述のようなシチュエーションで考えるべき感染症疾患について議論しながら各項目をピックアップし，そして信頼できる先生方に執筆をお願いすることができた．お忙しいなか，執筆していただいた先生方にはこの場を借りてお礼を申し上げたい．

　また「発熱患者を診る際の思考過程」というテーマで谷崎隆太郎先生，山本舜悟先生，宮里悠佑先生と座談会をさせていただいた．豊富な経験をおもちの先生方の思考過程を共有していただき，私自身も大変勉強になり，そして活発な議論を通して楽しい時間を過ごすことができた．ぜひご一読いただきたい．本特集が，皆さまの発熱診療により一層の深みを増す一助になれば幸いである．

編集幹事
天理よろづ相談所病院
総合内科
長野 広之

特別座談会

発熱患者を診る際の思考過程

長野広之
天理よろづ相談所病院 総合内科

谷崎隆太郎
市立伊勢総合病院 内科・総合診療科

山本舜悟
大阪大学大学院医学系研究科
変革的感染制御システム開発学

宮里悠佑
橋本市民病院 総合内科

発熱患者診療の思考

長野 今回のテーマは「重症発熱患者の診療」です．この特集を企画したのは，重症発熱患者さんを救急や時間外などに1人でマネジメントしなければならないとき，一通りの検査や診察，問診をしても病名や原因菌が絞れないことがよくあるからです．培養結果を待つという状況になりがちですが，診療の質をもう一段階上げるために，具体的な鑑別や注意点を深められたらと思っています．まずは，発熱患者さんの診療における思考過程についてお三方におうかがいしたいと思います．

宮里 自分は「第六感」といいますか，ぱっと見た印象を大事にしています．診断する際は，なるべく仮説を立てるようにして，まずその仮説に向かって診察や検査を進めていきます．間違っていれば，新しい仮説を立て直す．このプロセスが自分にとって進めやすいです．

長野 「何か1つあげられるかどうか」が重要なのでしょうか？

宮里 はい．まず手がかりとして，事前確率が高いと思われる仮説をあげようとします．ただ，仮説を立てて精査を進めていくなかでは，自分の仮説と合わない所見が出てくるときがあって……．

長野 ありますよね．

宮里 そういうとき，自分の悪いときのパターンだとその所見を「無視しよう」とします．いや違う，絶対こっちが正しいって（笑）

谷崎 Confirmation biasですね．

宮里 そうです．でも，よいときは素直にノイズと思っていた所見に興味がもてます．「なんでこの所見が出るのだろう？」と疑問に思って調べてみると，「あ，このことだったのか！」と新しい発見につながることもあります．テンションが上がって，「これ，ケースレポート書けるかも？」なんて思ったりして（笑）

谷崎 先生のその感じ，目に浮かびます（笑）

長野 体調や気持ちにも左右されそうですよね．

宮里 たしかに，疲れているときや余裕がないと，バイアスに引っ張られてしまうことが多いです．やっぱり直観に頼りすぎると危ない場面もあるなと感じます．

長野 私も直観型で，最初に思いついた鑑別に引っ張られないよう気をつけているのですが，谷崎先生はどうですか？

谷崎 対象を「発熱患者」とするなら，やはり感染症の頻度が高いのでまず感染症として対応する必要があります．仮に膠原病とか悪性腫瘍だったとしても，感染症を否定しない

表1 発熱の原因で見逃しやすい疾患リスト

疾　患	見逃しやすい理由
①蜂窩織炎	靴下や服を脱がし忘れて見逃す.
②化膿性脊椎炎，腸腰筋膿瘍	腰痛や臀部痛を非特異的と思ってしまう.
③結晶性関節炎	関節の診察をし忘れる．関節の症状に気づけない.
④肝膿瘍	診察で疑えず，造影CTを撮影しない．単純CTでは診断できないことがある.
⑤感染性心内膜炎を含めた菌血症	齲歯や心音，出血点などで疑えても，血液培養でしか診断できない.
⑥toxic shock syndrome	皮疹や眼球充血，肝障害や腎障害など所見が微細かつ非特異的.
⑦*Clostridioides difficile*腸炎	下痢に注目できていない.
⑧歯牙感染，歯周膿瘍	症状，所見に乏しい場合がある.
⑨肛門周囲膿瘍	羞恥心からか患者が教えてくれない.
⑩カンピロバクター腸炎の初期	初期の1〜2日は下痢なく発熱のみ．頭痛や筋肉痛など腸管外症状もある.
⑪サイトメガロウイルス感染症	EBウイルスの伝染性単核球症よりリンパ節腫脹，咽頭痛などが乏しい.

限り，その治療には進めないですしね．感染症を疑う場合，臓器を特定するために，臓器特異的な所見を探していきます．そして，その臓器に関連する微生物をカバーするというのが一般的な流れです．でも，問題は「臓器病変がわかりにくい」ケースや，「臓器病変を呈さない」ケースですね．私が研修医たちに覚えるように言っているのは，「臓器特異的な所見が出にくい感染症」についてです．胆管炎なんかは典型的ですし，前立腺炎や感染性心内膜炎もそうですよね．

長野　私はまず頻度の高いものを意識しています．尿路感染，気道感染，腹腔内感染，皮膚軟部組織感染．この4つを最初に考えるようにして，それらがなさそうだなと思ったとき，改めて「見逃しやすい疾患リスト」(表1)に立ち返ります．リストにあがった疾患をイメージしながらもう一度診察し直す．そんな感じですね．「見逃しやすい疾患リスト」（感染症以外も含まれていますが）は谷崎先生の「臓器特異的な所見が出にくい感染症」とおおむね一致していると思います．

谷崎　すぐに検査に進むわけじゃないというのが大事ですよね．

長野　はい，今回の特集の各項目はこの「見逃しやすいリスト」のなかから重症化しやすいものと，それ以外でまれだけど重症例では考えないといけないものを扱っています．

宮里　診察の「し忘れ」って，私もよくやってしまうことがあるのですが，もう1つ気をつけているのが「診察しているのに見逃す」パターンです．つまり，発症早期の蜂窩織炎など，局所所見が遅れて出てくるケースですね．また画像検査についても同様に，発症初期には病変が描出されにくく，後になって異常所見がはっきり出てくることがあります．椎体炎のMRIや肝膿瘍の造影CTなど，発症早期の画像検査には偽陰性のリスクがあるので，必要な状況では再検査も考慮しています．

山本　私が意識しているのは「いつも同じことをやる」ということです．わからないときだけ特別にくわしく診察しようとしても，普段からやっていないと結局うまくできないですから．

まずは「局在化する症状があるかどうか」．鑑別診断は，感染症に限らず，解剖学と生理

学でかなり絞り込めますが，わかりにくい場合もありますよね．そのときは，外傷でいうprimary surveyやsecondary surveyのようなイメージで，「わからない」と思ったときに発動するチェックリストを設けておいて，診察の抜けや漏れを確認します．女性なら腎盂腎炎，高齢男性なら急性前立腺炎，それから感染性心内膜炎，胆管炎，肝膿瘍，蜂窩織炎，高齢者の肺炎そして下痢が出る前の感染性胃腸炎などを意識しています．

重症度と緊急度

長野 次は，「発熱患者の重症度」について話を進めたいと思います．重症度の見積もりってどのようにされていますか？ 山本先生，どうですか？

山本 バイタルサインが一番大事ですね．スコアリングはいろいろありますけど，自分が普段使っているかというと，実はあまり使っていません．ただ，スコアリングは「経験の見える化」のような役割があると思っています．経験の浅い初期研修医にはまず覚えてもらって，あとは実際の臨床で自分なりに調整していく，そんな使い方がよいのではと思います．

それから，バイタルは安定しているけど「何かおかしいな」と感じるとき——いわゆる第六感が大事なこともありますよね．そう感じたときは，「自分は何に違和感を覚えているのか」をできるだけ言語化するようにしています．そうしないと，思わぬ見落としをする可能性がありますから．

長野 その第六感って，具体的には何なのでしょうか．

山本 うーん，違和感ですよね．コモンな疾患をたくさん診ていると，その分「何かおかしい」という変化にも気づきやすくなると思います．

長野 なるほど．illness scriptの話に近いかもしれませんね．普段のパターンと少し違うと「変だな」と思える．

宮里 私たち医療者の第六感だけじゃなくて，家族の第六感も大事だと思います．家族が「いつもと違う」と感じることって，意外と見逃せないサインだったりします．

谷崎 重症患者を待たせていいかどうかの判断って，結局，重症度判定の話に行き着くと思いますね．ただ，ここで「緊急度」と「重症度」を分けて考える必要があります．たとえば，細菌性髄膜炎の診断がついたら，たとえ患者さんが軽症そうに見えても絶対に治療を待ちませんよね？

長野 それは待たないですね．

谷崎 だから，「緊急度が高い疾患リスト」も用意しておきつつ，一度立ち止まって考える必要があるのかなと思います．私は「緊急度が高い疾患リスト」に細菌性髄膜炎や急性喉頭蓋炎，神経所見の出現した硬膜外膿瘍，臓器障害が出現している閉塞性の腎盂腎炎や胆道感染症などを入れています．

宮里 私，恥ずかしながら「緊急疾患の訓練」ってあまりやってこなかったです．でも，諏訪中央病院で勉強させてもらう機会があって，そこでは「緊急性の高い感染症の診療トレーニング」を実際に行っていました．細菌性髄膜炎が鑑別疾患にあがる患者さんが救急外来に来院されることがわかった時点で，早期治療の計画を立て，患者来院から血液培養を採取して抗菌薬を投与するまでのタイムを計測し，普段から「髄膜炎モード」に切り替える訓練をしていました．

長野 それは医師だけではなくて救急チーム全体でやるのですか？

宮里　はい．看護師さんや薬剤師さんにも「髄膜炎モード」ではなるべく早期の抗菌薬を投与する重要性が理解されており，チーム全体で取り組まれていました．

山本　私も初期研修医の頃，頭の中でシミュレーションを繰り返すことで，動きを最適化できるように心がけていました．とはいえ，個人より組織でやったほうがいいですね．その取り組みは素晴らしいと思います．

腰椎穿刺をする閾値は？

谷崎　「誰に腰椎穿刺をするか」については，皆さんどう考えていますか？ 高齢者なら肺炎やほかの疾患でも意識障害をきたすことがありますよね．

長野　たしかに，髄液検査の閾値って，どう設定すべきか難しいですね．

谷崎　そうです．ほかに臓器特異的な所見があれば，髄膜炎ではなく，敗血症のせいで意識障害が起きているってことで済ませたくなりますが……．

宮里　尿路感染症とか，まさにそうですよね．悩みます．

谷崎　自分は基本的に「腰椎穿刺の閾値は低くすべき」と教えていますが，そうすると高齢者の発熱患者のほとんどに実施することになってしまう．その線引き，どう考えますか？

山本　私の場合，意識障害に加えて頭痛か項部硬直があれば，迷わず腰椎穿刺します．意識障害だけの場合は，ほかに明確な説明がつくなら，ルーティンではやらないかもしれないです．

谷崎　そのあたりが落としどころになってきますよね．

山本　項部硬直も，軽症の無菌性髄膜炎まで含めると感度はあまりよくないです．でも，

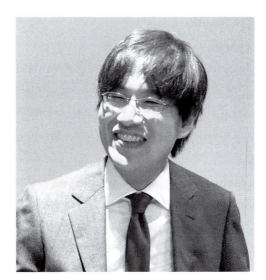

長野広之

髄液の細胞数が上がってくると感度はよくなるので[1]，やはり疑わしい所見があれば検討すべきかと思います．細菌性髄膜炎を見逃さないためには，ある程度「空振り」を許容することも大切かなと思っています．やってみて，自分の空振り経験から「ここまでやるとやりすぎかな」っていう，ちょうどよい線引きが見えてくる部分もあるかもしれません．

谷崎　そうなんですよ．経験がある医師なら，そのバランスが取れます．でも，経験が少ない医師にどう教えるかは本当に難しい問題ですね．

山本　髄液検査は「できる人がいるか」で実施のハードルが変わりますよね．自分でできない場合は誰かに相談する必要があるのでハードルが上がります．

長野　たしかにハードルが上がるかもしれないですね．髄液検査ってその病院で「誰が行うか」によっても変わりますし，総合内科医が診る場合と神経内科医が診る場合でも違ってくると思います．

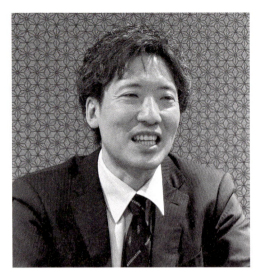

谷崎隆太郎

肺炎患者に血液培養は採るべき？

宮里 肺炎でも，まれですが菌血症はありますよね．コモンな誤嚥性肺炎にほかの菌血症が合併していることもあったりする．だから，肺炎があるからといって「血培は必要ない」とは言い切れません．たまに議論になるのですが，「肺炎患者の全例で血培を採るか？」という疑問について，私自身は，結構「採る側」に寄ってしまっているのですが，皆さんはどう考えていますか？

谷崎 典型的な細菌性肺炎，軽症の市中肺炎の場合は血培を採らないこともありますが，それ以外だと「採らない」っていう選択はなかなか難しいですよね．たとえば，誤嚥した後に肺炎で来院した患者さんがいて，「誤嚥性肺炎です」と診断したとしても，実はその誤嚥の原因が Staphylococcus aureus（黄色ブドウ球菌）菌血症だった，なんてこともざらにあります．やっぱり，病歴がすごく大事ですね．

宮里 COVID-19やインフルエンザ感染後の S.aureus 菌血症も結構あると思います．

長野 気道感染後の二次感染などですね．

宮里 インフルやコロナで二峰性の熱，つまり一度解熱した後に再び発熱するケースがあります．肺炎や副鼻腔炎などの感染源がはっきりしない場合，菌血症も鑑別にあげ「S.aureus をカバーしたほうがよさそうだな」と考えて抗菌薬を選択することがあります．

山本 市中肺炎で血培陽性になる確率って，外来患者で2％，入院患者でも非重症では9％といわれています[2]．でも，これは「すでに肺炎と診断がついている症例」におけるデータです．問題は，「本当にその診断が正しいのか」ということ．つまり，「これは肺炎だ」と思っているけど，実は別の疾患が隠れている可能性があるわけですよね．

宮里 たしかに，それは重要な視点ですね．

山本 後期研修医のときに同僚が担当した印象的な症例があります．50代の男性で，市中肺炎と診断され，セフトリアキソンとクラリスロマイシンで治療されていました．状態はだんだんよくなっていき，「もうそろそろ退院しようか」って話していたのですが，翌日に急変して呼吸状態が悪化し，「ICUに行きましょう」となって，ベッドに移した瞬間に心肺停止になりました．心エコーで大動脈弁がなくなっていて，結局，血培からMSSA（methicillin-susceptible Staphylococcus aureus，メチシリン感受性黄色ブドウ球菌）が検出されて，感染性心内膜炎でした．

宮里 それは衝撃です．

山本 もし最初に血培を採っていなかったら，診断がつかなかったかもしれない．もちろん，急変後に弁破壊が確認されて感染性心内膜炎と気づけたかもしれませんが，原因菌がわからなかった可能性は高いです．入院するような症例の場合，診断がまだ不確定な部分もあ

るので，初期研修医には「とりあえず血培を採ったほうがいいよ」と教えています．それに不明熱の診療では，血培が陰性だったっていう情報もすごく大事です．陰性でも意味がある場合が多くて陽性だけを拾えばいいっていう検査でもないのかな，と思いますね．

急変が怖い皮膚軟部組織感染症

長野 話を変えまして，皮膚軟部組織感染症はちゃんと見ないと見逃しちゃうことがありますよね．自分も在宅医療をやっていたとき，肺炎だと思って救急搬送した患者さんで，救急の先生が服を脱がせたら足が真っ赤で，「ああ……見逃した」ってなりました．やっぱり，きちんと診察しないと皮膚軟部組織感染症って見逃すなと実感しました．また病院に戻ってから思ったのは，壊死性筋膜炎が多いことです．皮膚軟部組織感染症って頻度が高いですよね．何か印象に残っている症例はありますか？

宮里 興味深かったのは，糖尿病がかなり進行している若年の患者さんでした．急性発熱と下腿の典型的な発赤・腫脹から，最初は「注意は必要だけど，まず蜂窩織炎だろう」と思って入院治療しました．でも，3，4日後に急に水疱ができて，発赤の範囲が広がりました．糖尿病のせいかもしれませんが，その間「痛い」とほとんど言われませんでした．結果的に壊死性筋膜炎で，筋膜の培養から *Streptococcus pyogenes* が検出されました．壊死性筋膜炎って「急激な進行が特徴」といわれますが，最初は蜂窩織炎のように見えても，どこかのタイミングで一気に悪化することがあるのだなと痛感しました．

谷崎 それって最初から筋膜に感染が及んでいたのでしょうか？

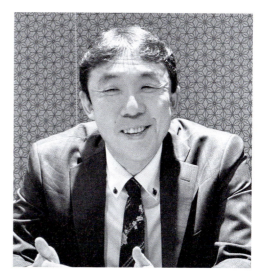

山本舜悟

宮里 いや，途中で筋膜に達したのではないかと私は思っています．明らかにある時点から急激に悪化しているんですよ．でも正直わかりません．

長野 実際に診ていても，手術まではしないけど，切開して排膿だけするケースもありますし，なかなかクリアカットに診断できるものではないですよね．以前話題になったのが，鼠径部のケースです．ズボンを脱がすことをせず見逃したり，あと足の蜂窩織炎だとリンパ節が，縦に腫れたりしますよね．

宮里 はい．自分はけっこう意識して鼠径リンパ節を触るようにしています．

山本 鼠径部の蜂窩織炎の話で，高齢者が救急外来に来たとき，大腿部もしっかり診て確認したつもりだったのですが，病棟に上がったら「大腿部が赤く腫れてますよ」って言われたことがあって……．

谷崎・宮里 え？

山本 その短時間で進行したのか，最初に見逃していたのかわからないのですが，時系列を追わないとわからないことってありますよね．発熱して1〜2時間で救急外来に来ると，

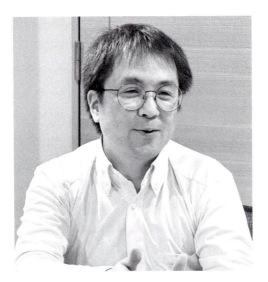
宮里悠佑

まだ所見が出ていないこともあるので，救急外来だけで診断するのは難しいなと思います．

谷崎 さっきおっしゃっていた「血培陰性も意味がある」という話と似ていますね．最初に"なかった所見"も，きちんとカルテに記載しておいてほしいです．とくに研修医のうちは陽性所見ばかりに目が行きがちです．

山本 心雑音がいい例ですよ．みんな「心雑音なし」ってコピペしているのか，ちゃんと聴いて「なし」って書いているのかわからないことが多いです．

谷崎 たしかに（笑）．

山本 熱源がよくわからないときこそ普段より注意して心雑音を聴いてしっかり確認してほしいなと思います．

難しいデバイス感染

長野 自分は先日，ステントグラフト感染を経験しました．8セット目の血培でセラチアが生えました．その患者さんはステントグラフトを入れた直後で，ガリウムシンチを撮ったら人工血管のステントじゃなくて周囲の壁への集積だったんです．放射線科の先生から「術後の炎症反応じゃないですか？」って言われて迷いました．結局，セラチアが生えて，その後胸痛が再発したのでCTを撮り直したら，完全にエアーが出ていて膿胸もできていました．デバイス感染って本当に診断が難しいなと思いましたね．しかも8セット目でやっとでしたから．

谷崎 8セット……粘り勝ちですね（笑）．

宮里 すごい．

長野 恥ずかしながら，ステントグラフトを入れた後の反応による炎症じゃないのかという判断でステロイドを入れようとなり，プレドニゾロン20 mg投与しようとしたその日に熱が出たんですよ．自分だったら「これは当初のアセスメントどおりステントグラフト入れた後の反応による発熱だな」と無視していたかもしれません．でも，ちょうど土曜日で当番の初期研修医が診てくれて，血培を採ってくれたんです．

宮里 偉い！

谷崎 発熱のタイミングでしっかり採ったのですね．

長野 はい．火曜日に血液培養が陽性になって，ステロイドを中止して，セラチアが出たのでセフェピムで治療することになりました．本当にありがとうって思いました．

山本 デバイス感染は私もよく遭遇しますが，難しいですね．術後半年以内とかだと，PETでも術後の炎症との区別が難しいことが多いです．だからこそ，血培がすごく重要です．ただ，血培が陽性でも「これが人工血管感染かどうか」の見極めがまた難しいですよね．

宮里 デバイス感染って，所見がはっきり出にくいんですよね．所見があいまいなときは本当に難しいです．自分は「デバイス感染かも」と思ったら最低限の培養検査後に抗菌薬

治療を始めてしまうことが多いです．だからこそ，8セットも血培を採った長野先生の話はすごいなと思いました．

長野 一応，セフメタゾールやアンピシリン・スルバクタムが投与されていたのですが，全然炎症反応が下がらなくて．MRSA（methicillin-resistant *Staphylococcus aureus*，メチシリン耐性黄色ブドウ球菌）や緑膿菌がカバーできていないのかなとも思ったのですが，患者さんはすごく元気で……．CRPだけがずっと20くらいで高止まりしていたんですよね．

宮里 いや～，難しいですね．

フォーカス不明時の抗菌薬選択

長野 実臨床ではフォーカスが不明なままでも，重症度によっては抗菌薬投与に踏み切らないといけない場合もありますよね．先日，人工弁置換術後の患者さんで感染性心内膜炎を疑ったケースがありまして，バンコマイシンとセフトリアキソンから始めました．本当にわからないとき，皆さんはどう抗菌薬を選んでいますか？

谷崎 感染フォーカスが不明であれば，セフトリアキソンを選ぶことが多いと思います．でも，最近経験したケースでは，高齢のミカン農家のおじいさんがフソバクテリウム菌血症で，セフトリアキソンには耐性でした．最終的には椎体炎も起こしていました．これはレアケースかもしれませんが，嫌気性菌のカバーが必要な場合もあります．

長野 なるほど．あとはMRSAのカバーをどうするかですかね．

谷崎 MRSAをカバーするかどうかは，入院歴や直近2〜3ヵ月以内の抗菌薬使用歴があるかどうかで判断します．もしあれば，少し広めにカバーします．でも，市中感染でとくに耐性菌リスクがなければ，バンコマイシンはあまり使わないですね．重症度と直近の医療関連の曝露歴は耐性菌リスクに直結するので，そこは「しっかり病歴を聞いてね」と研修医にいつも伝えています．とくに抗菌薬の投与歴は，意外と聞き忘れがちです．

山本 重症でなければセフトリアキソンで始めることが多いですが，ショックならまず血培を採ってメロペネムとバンコマイシンを投与すると思います．ただ，血培で菌が生えない病原体，たとえばリケッチアも考慮します．季節性や地域性も考える必要がありますね．

宮里 自分の場合，「待てる感染症」と「待てない感染症」を分けて考えるようにしています．重症でなければ，あえて広くカバーはしない選択肢もありだと思っています．抗菌薬を広めにカバーすることで生じるデメリットも多いですから．

よく研修医の先生に教えるのは，エンピリックな抗菌薬選択は「重症度」，「過去の培養結果」，「疫学的背景」，そして「感染フォーカス」を考慮するということです．

長野 大事な視点ですね．

今カバーできていない微生物はなにか？

谷崎 2024-2025シーズンはマイコプラズマが流行しましたが，重症例は診ましたか？

山本 阪大ではありましたよ．30〜40代くらいの患者さんで，マイコプラズマ肺炎で重症化して転院してきて，挿管まで至ったケースがありました．転院前にいろいろ抗菌薬を使われていましたが，マイコプラズマだけがスルーされていたんですよね．

長野 テトラサイクリン系やマクロライド系

をどう使うかって，ちょっとした抗菌薬選択のポイントですよね．そのスルーされているというのが重要な視点ですね．

宮里 マイコプラズマの重症例は診たことがないのですが，研修医の頃に溶血性貧血や皮疹など，肺外症状がかなり進行していたケースを経験しました．いわゆるマイコプラズマによる免疫反応が強く出ているケースですね．重症化する場合も，免疫反応がかなり関与しているのかなと思います．

山本 先ほどの重症患者さんもマイコプラズマ肺炎と確定診断がつくまで数日かかったので，重症市中肺炎としてステロイドを使用しました．おそらく免疫反応が関与していたのでしょうね．感染症診療では，鑑別診断の幅を広げることが重要です．単に「肺炎」だけで終わらせず，「何による肺炎か」を意識することが，診断の精度を上げるカギになります．抗菌薬の選択も，病原体ごとに考えることが大事です．

長野 たしかに，肺炎だとこの抗菌薬！のような一対一の対応だけでは見逃してしまうことがありますね．

山本 そうです．たとえば，マクロライド耐性のマイコプラズマ肺炎を疑うときは，症状の経過や反応の乏しさに注目する必要があります．βラクタム系やマクロライド系を使っても改善しない場合，「あれ？ おかしいな」と気づけるかどうかがポイントです．最終的に挿管が必要になってから「実はマイコプラズマ肺炎だった」と気づくケースもあるので，早い段階での意識づけが大切ですね．

谷崎 そうですね．大事なのは，今投与している抗菌薬で「カバーできていない微生物が存在するかもしれない」という点に気づくことです．

長野 レジオネラなど，メロペネムとバンコマイシンの組み合わせでも，カバーできない病原体はありますからね．

宮里 先行投与された抗菌薬が「カバーしていない菌」が原因かもしれない，という逆算の発想は自分もすごく重要だと思っています．つまり，この抗菌薬が効くはずの菌ならもう抑えられているはずだと考えることで，治療経過がよくない場合には，この薬が効きにくい菌が原因では？と起因微生物を想定することができます．

谷崎 まさに，臓器の病名だけじゃなくて，微生物の名前まで特定するというステップに進むための考え方ですね．

長野 なるほど，感染症診療で大変重要な視点ですね．ここまでいろいろな点に触れてきましたが，すごく勉強になりました．明日からの感染症診療の心持ちが変わるようなお話だったかと思います．まだまだ話は尽きませんが，ここで締めたいと思います．皆さまありがとうございました！

参考文献

1) Thomas KE, et al：The diagnostic accuracy of Kernig's sign, Brudzinski's sign, and nuchal rigidity in adults with suspected meningitis. Clin Infect Dis, 35：46-52, 2002.
2) Metlay JP, et al：Diagnosis and treatment of adults with community-acquired pneumonia. An official clinical practice guideline of the American Thoracic Society and Infectious Diseases Society of America. Am J Resp Crit Care, 200：e45-67, 2019.

徹底深掘り！
蜂窩織炎
ジェネラリストのための皮膚軟部組織感染症診療ガイド

佐藤直行・長野広之 編

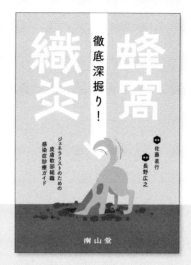

できる医師ほどコモンな疾患に手を抜かない

コモンだけど奥深い，皮膚軟部組織感染症診療の羅針盤．ガイドラインだけで解決できない困りごとをまとめて解決！

B5判　264頁
定価 5,500円（本体 5,000円＋税10%）
ISBN 978-4-525-23891-9
2024年4月発行

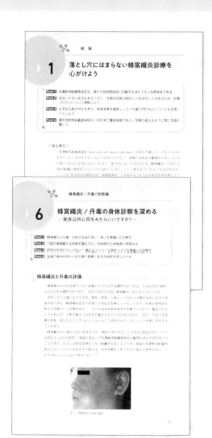

主な内容

- **I章** 総論
- **II章** 蜂窩織炎／丹毒の診断編
- **III章** 蜂窩織炎 mimickers 編
- **IV章** 蜂窩織炎／丹毒の治療，マネジメント編
- **V章** 蜂窩織炎／丹毒の診療で注意しておきたい近縁病態編
- **VI章** 押さえておきたい周辺知識編

取り上げる疾患

蜂窩織炎／丹毒／うっ滞性皮膚炎／皮膚膿瘍／深部静脈血栓症（DVT）／単～少関節炎（結晶誘発性，化膿性）／トキシックショック症候群／結節性紅斑／Sweet病／壊死性筋膜炎／褥瘡／手術部位感染症／化膿性筋炎／ガス壊疽／海外渡航関連皮膚感染症

詳しくはWebで

 南山堂　〒113-0034 東京都文京区湯島4-1-11
TEL 03-5689-7855　FAX 03-5689-7857（営業）
URL https://www.nanzando.com
E-mail eigyo_bu@nanzando.com

総論

いつもの診療で発熱の原因を どこまで詰められるか？

長野広之
天理よろづ相談所病院 総合内科

はじめに

　本特集は，発熱患者で重症感があり感染症を疑うも，いつもの診療，つまり問診や診察，採血/尿検査，CTなどで発熱の原因が絞れなかった場合に，どのような疾患（本特集では紙幅の都合上，感染症疾患に限定して扱う）を疑い，どう診療するかについて取り上げる．各疾患を扱う前にまず「いつもの診療」について見直したいと思う．発熱患者の「いつもの診療」とは何だろうか？

問診と身体診察，検査でどこまで詰めるか？

　発熱診療はまず原因を探るところから始まる．診療は問診から入ることが多いと思うが，問診で捉えるべきはその経過である．発熱がいつからあったのか，なぜ体温を測ったのか（普段から測る習慣があるのか，ほかの症状があって測ったのか）などを聞く．高齢者の場合は発熱やほかの症状が目立たないことがあるため，日常生活動作（activities of daily living：ADL）の変化を聴取する．ADLの変化を聞くと熱が出る前から食事量が減っていたり，トイレに行けなくなりオムツ排泄になっていたりと経過が長い可能性に気づくことがある．経過が短ければ感染症を発熱の原因としてまず考えるが，経過が長ければ感染症以外の原因を考えなければいけないことが多い（もちろん非感染症，たとえば偽痛風が急性経過で発熱を起こすことはあり，膿瘍や結核など感染症疾患で経過が長いこともある）．

　患者背景も発熱の原因を考えるのに重要な情報である．免疫不全状態（細胞性免疫不全，好中球減少，液性免疫不全など）なのか，デバイス（末梢静脈カテーテル，中心静脈カテーテル，尿道カテーテルなど）は入っているのか，既往に繰り返す感染症はないかなどの情報は鑑別を絞り得る．たとえばステロイド内服中の細胞性免疫不全状態であればニューモシスチス肺炎や結核などを気道感染症の原因に考えないといけないであろう．

　review of systems（ROS）の聴取と身体所見，検査は鑑別を考えながら行う（表1）．発熱において感染症の鑑別としてまず考えるべきは気道感染症，尿路感染症，腹腔内感染症，皮膚軟部組織感染症であり，とくに細菌性肺炎，腎盂腎炎，胆管炎，蜂窩織炎である．蜂窩織炎は注意が必要で，下腿や会陰部に生じると靴下や服を脱がせなければ気づけない．検査は採血，尿検査，胸部X線，腹部超音波検査が基本となる．症状などから下気道感染

表1 発熱の鑑別としてまず考えるべき4大感染症

カテゴリー	具体的な疾患名	発熱以外の取るべきROS	身体所見	検査
1. 気道感染症	細菌性肺炎 インフルエンザ COVID-19	咽頭痛，鼻汁，咳，喀痰，呼吸苦，胸痛	咽頭所見 肺の聴診 口腔内衛生状況	胸部レントゲン 胸部CT 喀痰グラム染色，培養 各種迅速検査
2. 尿路感染症	腎盂腎炎， 前立腺炎	排尿時痛，頻尿 残尿感，尿閉	CVA tenderness 直腸診での前立腺圧痛	尿検査 尿グラム染色，培養 腹部超音波検査
3. 腹腔内感染症	胆嚢炎，胆管炎	腹痛	Murphy sign 右季肋部圧痛 肝叩打痛 黄疸	採血での肝胆道系酵素 腹部超音波検査 腹部CT，血液培養
4. 皮膚軟部組織感染症	蜂窩織炎，丹毒 壊死性筋膜炎	皮膚や筋肉の痛み	皮膚発赤，熱感， 腫脹，疼痛	採血 軟部組織超音波検査

ROS：review of systems

症を疑うも胸部レントゲンで陰影がはっきりしない場合や，細胞性免疫抑制状態などの背景からニューモシスチス肺炎などすりガラス影をきたす疾患を疑う場合は胸部CTを行う．発熱の原因が絞れない一方で，患者の状態が悪い場合（具体的な内容については後述する），頸部〜骨盤造影CTを筆者は早めに撮影している．具体的に見る場所としては以下のような項目に注意している．非感染症も考えてリンパ節腫大や動脈の壁肥厚なども確認する．

- 胆管や尿路の閉塞の有無
- 肝臓，腸腰筋，腎臓，脊柱起立筋などの膿瘍の有無
- 静脈内血栓（レミエール症候群など考えて）
- 脾臓が摘出されていないか，小さくないか
- 腸管閉塞，穿孔がないか，free airの有無（患者状態によっては腹痛を訴えられないこともある）

発熱は特異性の低い症候であるため，ほかに特異性の高いROSがあればそちらから鑑別を考えることが勧められる．たとえば発熱＋腰痛であれば化膿性脊椎炎を，発熱＋関節炎であれば化膿性関節炎や結晶性関節炎を考える．

重症感をどう見積もるか？

では発熱患者が重症感染症であり，ただちに治療に入る必要があると，どう判断すればいいだろうか？ 敗血症（sepsis）や敗血症性ショック（septic shock），そして菌血症（bacteremia）の予測はその判断の助けになる．

敗血症は「感染に対する生体反応の制御不全による生命を脅かす臓器機能不全」であり，

表2 SOFAスコア

	0点	1点	2点	3点	4点
PaO₂/FiO₂ (mmHg)	≧400	<400	<300	<200＋呼吸補助	<100＋呼吸補助
血小板数	≧15万	<15万	<10万	<5万	<2万
ビリルビン (mg/dL)	<1.2	1.2〜1.9	2.0〜5.9	6.0〜11.9	>12
血圧	MAP≧70	MAP<70	ドパミン<5* or ドブタミン投与	ドパミン5.1〜15* or アドレナリン≦0.1* or ノルアドレナリン≦0.1*	ドパミン>15* or アドレナリン>0.1* or ノルアドレナリン>0.1*
GCS	15	13〜14	10〜12	6〜9	<6
クレアチニン (mg/dL) 尿量 (mL/day)	<1.2	1.2〜1.9	2.0〜3.4	3.5〜4.9 <500	>5.0 <200

MAP：平均動脈圧，単位mmHg
＊：1時間以上の薬剤投与，単位μg/kg/分
GCS：Glasgow Coma Scale スコア

(文献1)より)

感染＋SOFAスコアがベースラインから2点以上の変化と定義される[1]．SOFAスコアは表2のような項目（呼吸，血小板数，肝機能，循環，意識，腎機能）で構成され，2点を超えると死亡率が約10％を超えるとされる．SOFAスコアはやや複雑であり，ベッドサイドでより簡便に評価できるスコアとしてquick SOFA（qSOFA）があり，呼吸数≧22回/分，意識障害，収縮期血圧≦100 mmHgの3項目で構成され2点以上で陽性となる．敗血症のスクリーニングツールとしてqSOFAのほかに従来使用されていたSIRS（systemic inflammatory response syndrome）やNEWS（the National Early Warning Score），MEWS（the Modified Early Warning Score）などがある．qSOFAは院内死亡の予測スコアとして開発されたものであり，敗血症のスクリーニングとしての感度はSIRSに比べて低いことが示唆されている[2]．完璧なスコアは存在せず，SSCG 2021でもqSOFAを単一の敗血症スクリーニングツールとして使用しないことが推奨されている[3]．それぞれのツールの特徴を知ったうえで使うことが重要である．

敗血症は重症化すれば敗血症性ショックとなり得る．敗血症性ショックの定義は敗血症に加え「平均動脈圧≧65 mmHgをキープするのに昇圧剤が必要，かつ乳酸値＞2 mmol/L（十分な輸液後）」であるが，問診や身体所見でショック，つまり末梢循環不全の徴候に早く気づき対応することが重要である．末梢循環不全として注意すべきものとしてもちろんバイタルサイン（血圧低下，頻脈，頻呼吸）があるが，それ以外にも脳，皮膚，腎臓に注目する．これらの臓器が循環不全に陥ると意識障害，冷たく湿った皮膚やmottling（斑状の色素変化），尿量低下が生じる[4]．

菌血症は血液中に細菌や真菌が検出されることを指すが，死亡率が高く生命を脅かす状態である[5,6]．菌血症は発熱の原因疾患によって頻度が変わり，細菌性髄膜炎や腎盂腎炎では検査前確率が高い一方，肺炎や蜂窩織炎では低い[7]．菌血症の予測に使える症候として悪寒や食思不振がある．悪寒はmild chill（上着の必要な寒さ），moderate chill（厚手の毛布が必要な寒さ），shaking chill（厚手の毛布の下でも全身が震えるほどの寒さ）に分かれ，悪寒の重症度が上がるほどに菌血症に関連するとされている[8]．別の報告でもshaking chillは菌血症の陽性尤度比4.78，陰性尤度比0.8であった[9]．また同研究では食思不振（80％以下）は菌血症の陰性尤度比が0.18と低かった．予測スコアとして敗血症のスクリーニングに使われていたSIRSやShapiroのものがあるがいずれも陰性尤度比（SIRS陰性尤度比0.09（95％CI 0.03-0.26），Shapiro陰性尤度比0.08（95％CI 0.04-0.17））は低いが，陽性尤度比はそれほど高くない[7]．実際は疑う疾患や患者の症候などから菌血症の検査前確率を見積もって血液培養を採取し治療に入るか判断するが，血液培養が陰性であること（菌血症の除外）に意味がある場合も多く，血液培養を採る閾値は（少なくとも入院が必要な発熱患者では）低めにしてもよいと考えている．

おわりに

発熱患者の「いつもの診療」とは原因となる疾患でまずcommonなものの検索と，重症度の把握，そして治療に迅速に入る必要があるかの判断である．「いつもの診療」を行った後も，重症であるのにもかかわらず原因がわからない場合，今回の特集で扱う疾患を考える必要がある．本特集が皆さまの発熱診療に役立てば幸いである．

参考文献

1) Singer M, et al：The third international consensus definitions for sepsis and septic shock (Sepsis-3). JAMA, 315：801-810, 2016.
2) Serafim R, et al：A comparison of the Quick-SOFA and Systemic Inflammatory Response Syndrome Criteria for the diagnosis of sepsis and prediction of mortality：a systematic review and meta-analysis. Chest, 153：646-655, 2018.
3) Evans L, et al：Surviving sepsis campaign：international guidelines for management of sepsis and septic shock 2021. Intensive Care Med, 47：1181-1247, 2021.
4) Vincent JL, De Backer D：Circulatory shock. N Engl J Med, 369：1726-1734, 2013.
5) Hsieh CC, et al：Validation of MEDS score in predicting short-term mortality of adults with community-onset bacteremia. Am J Emerg Med, 38：282-287, 2020.
6) Laupland KB, et al：Population-based assessment of intensive care unit-acquired bloodstream infections in adults：Incidence, risk factors, and associated mortality rate. Crit Care Med, 30：2462-2467, 2002.
7) Coburn B, et al：Does this adult patient with suspected bacteremia require blood cultures? JAMA, 308：502-511, 2012.
8) Tokuda Y, et al：The degree of chills for risk of bacteremia in acute febrile illness. Am J Med, 118：1417, 2005.
9) Komatsu T, et al：A simple algorithm for predicting bacteremia using food consumption and shaking chills：a prospective observational study. J Hosp Med, 12：510-515, 2017.

見逃したくない感染症リスト

TSS/TSLS

長谷川雄一
飯塚病院 感染症科

Point

- トキシックショック症候群は突然発症の発熱，発疹，ショックと多臓器不全を伴う感染症である．
- 血圧低下，多臓器不全，黄色ブドウ球菌/β溶血性レンサ球菌の感染リスクから鑑別にあげることが大切．
- 治療は抗菌薬に加えてタンポンや膿瘍など毒素産生が疑われる感染部位の同定，ソースコントロールを行う．

概　要

　トキシックショック症候群（toxic shock syndrome：TSS）は細菌が産生する外毒素により引き起こされる**突然発症の発熱，発疹，ショックと多臓器不全**を伴う感染症である[1]．TSSは主に黄色ブドウ球菌（*Staphylococcus aureus*）が起因菌である病態を指すことが多く，β溶血性レンサ球菌（A群β溶血性レンサ球菌である*Streptococcus pyogenes*など）が起因菌の場合はトキシックショック様症候群（toxic shock like syndrome：TSLS）もしくはStreptococcal toxic shock syndrome（STSS）と区別して呼ぶ（表1）．TSLSはA群以外のB群，C群，G群β溶血性レンサ球菌でも原因菌になり得る[2]．急速にショックや多臓器不全に陥り致死率も高いため，「ヒト喰いバクテリア」とメディアでは称されている．

　とくにTSLSはわが国では劇症型溶血性レンサ球菌感染症とも呼ばれ，感染症法で5類感染症に定められている．TSLSを診断した医師は7日以内に最寄りの保健所に届け出る必要がある．劇症型溶血性レンサ球菌感染症の報告数は1,751件/年（2024年11月24日

表1 TSSとTSLSの違い

	TSS	TSLS
原因微生物	黄色ブドウ球菌	β溶血性レンサ球菌（A，B，C，G群）
侵入門戸・感染部位	月経用タンポン，局所感染など	皮膚軟部組織感染症，咽頭炎，子宮内感染，肺炎など
主な外毒素	TSS Toxin-1（TSST-1）	Streptococcal pyogenic exotoxins（SpE）A，B，C
症　状	突然発症の発熱，血圧低下，多臓器障害，びまん性紅斑性発疹など

（文献1〜4）より作成）

時点の速報値）と過去最多の報告数となっている[5]．理由は明らかではないが，COVID-19の対策緩和以降，さまざまな呼吸器感染症が増加するなかでA群β溶血性レンサ球菌による咽頭炎の患者数が増加したことも原因と考えられている．

報告者数が増加傾向かつ緊急性を要する疾患であるにもかかわらず，特異的所見が乏しいため実臨床では原因不明の発熱，敗血症性ショックとして初期治療を開始する機会が多いのが現状である．

疑うきっかけ

TSS/TSLSの初期臨床症状は多岐にわたり非特異的であるため，実臨床では原因不明の敗血症性ショックといったように初期診断に難渋することが多い．TSS/TSLSの診断基準はアメリカ疾病管理予防センター（Centers for Disease Control and Prevention：CDC）の診断基準（表2，表3）が用いられている[3,4]．両者に共通することは**血圧低下，多臓器不全，病原体（黄色ブドウ球菌/β溶血性レンサ球菌）の検出**である．以下の臨床所見とリスク因子を丁寧に問診し，red flagからTSS/TSLSを想起し対応することが大切である．

臨床所見 [3,4,6]

- インフルエンザ様症状：悪寒，発熱（39℃以上であることが多い），筋痛，頭痛，倦怠感，嘔気・嘔吐
- 発疹（典型的にはびまん性紅斑，TSSでは数週間後に手掌と足底に落屑を伴うことが多い）
- ショック（血圧低下，頻脈）
- 頻呼吸
- 多臓器不全（肝障害，腎障害，凝固異常など）

リスク因子

TSS [3,6]
- タンポンや避妊用スポンジの使用
- 最近の出産，流産，中絶の既往
- 手術創（術後）
- 皮膚・深部組織の局所感染

TSLS [7,8]
- 高齢（65歳以上で多くみられる）
- アルコール依存
- 糖尿病

表2 TSS診断基準

臨床基準
- 体温＞38.9℃
- びまん性斑状紅皮症
- 皮疹発症後1〜2週間後に出現する落屑
- 血圧低下（収縮期血圧＜90 mmHg）
- 多臓器病変（以下3つ以上）
  消化器：発症時の嘔吐もしくは下痢
  筋肉：重度の筋肉痛もしくはCPK＞正常上限の2倍
  粘膜：腟，口腔咽頭または結膜の充血
  腎臓：BUNもしくはCr＞正常上限の2倍，または尿路感染症はないが膿尿を認める（白血球数＞5/HPF）
  肝臓：総ビリルビン，AST，ALTのいずれか＞正常上限の2倍
  血液：血小板＞10万/mm³
  意識障害：見当識障害もしくは意識障害

検査基準
- 血液培養・髄液培養 陰性
- ロッキー山脈紅斑熱（リケッチア感染症），レプトスピラ症，麻疹に対する血清学的検査 陰性

疑い：検査基準と臨床基準の4項目を満たす
確診：検査基準と臨床基準の5項目を満たし，皮膚の落屑が生じる（落屑が生じる前に死亡した場合を除く）

（文献3）より）

表3 STSS（TSLS）診断基準

臨床基準
- 血圧低下（収縮期血圧≦90 mmHg）
- かつ，以下2つ以上の多臓器病変を認める
  腎臓：Cr 2 mg/dL以上，または年齢の正常上限の2倍以上，
  　　　腎疾患の既往のある患者ではベースラインの2倍以上
  凝固異常：血小板＜10万/mm³またはDIC（播種性血管内凝固症候群）
  肝臓：総ビリルビン，AST，ALTのいずれか＞正常上限の2倍
  　　　肝疾患の既往のある患者ではベースラインの2倍以上
  ARDS（急性呼吸窮迫症候群）
  びまん性斑状紅皮症（落屑を伴う可能性あり）
  軟部組織の壊死（壊死性筋膜炎含む）

検査基準
β溶血性レンサ球菌の検出

疑い：臨床基準を満たし，ほかの誘因がなく，非無菌検体からβ溶血性レンサ球菌が検出
確診：臨床基準を満たし，無菌検体（血液，脳脊髄液，胸水，関節液，心嚢液）からβ溶血性レンサ球菌が検出

（文献4）より）

- NSAIDsの使用歴
- 最近の手術創
- 水痘など開放潰瘍をきたすようなウイルス疾患の罹患
- 皮膚損傷（壊死性筋膜炎含む）

鑑別疾患[9]

　TSS/TSLSの臨床症状は非特異的であり初診時の診断が困難である．sick contactや海外渡航歴もきちんと聴取し，以下の疾患が鑑別にあがったときはTSS/TSLSも念頭に下記の検査・初期治療を検討する．

- 敗血症性ショック
- 川崎病
- 髄膜炎菌感染症
- デング熱
- 腸チフス
- レプトスピラ

red flag[8〜10]

(1) びまん性紅斑，蜂窩織炎，術後の手術部位感染症を疑う皮膚所見があり不安定な血行動態．
(2) 既知のレンサ球菌感染症に加えて敗血症性ショックの徴候がある．
(3) インフルエンザ様症状に加えて輸液負荷に対して反応性が乏しい不安定な血行動態．
(4) 妊婦：妊娠するとA群β溶血性レンサ球菌の感染リスクが20倍に上がる[10]．感染源は子宮内膜炎，尿路感染，乳房などがあげられ，妊婦の敗血症性ショックではTSS/TSLSを想起することが大切である．

疑ったときの一手

行うべき検査[8, 9]

　TSS/TSLSはショックと多臓器不全，微生物検査で黄色ブドウ球菌/β溶血性レンサ球菌が同定されることで診断される．そのため，一般的な敗血症性ショックを疑ったときと同様に原因精査・初期評価に加えて必ず培養提出を行う．

- ☑ 血液検査（臓器障害の指標となる項目：AST，ALT，Bil，BUN，Cr，CPKなど）や血液ガス分析
- ☑ 微生物検査（血液培養，局所感染部位の培養，A群β溶血性レンサ球菌迅速検査など）
- ☑ 画像検査（エコー，CT，MRIなど）

初期治療[8, 9]

　TSS/TSLSともに抗菌薬治療に並行して感染源のソースコントロールの必要性を外科医に相談し適切なデブリードマン・培養提出が大切である．輸液負荷や昇圧剤など一般的な敗血症に準じた全身管理も行う．

▶抗菌薬

　感受性検査結果に応じた抗菌薬加療に加えて**外毒素産生抑制のためにクリンダマイシンを併用する**．

■TSS：黄色ブドウ球菌（*Staphylococcus aureus*）が起因菌の場合

（腎機能正常患者の投与例）
MSSA：セファゾリン2g，8時間ごとの点滴投与＋クリンダマイシン

MRSA：バンコマイシン点滴投与＋クリンダマイシン

▪ TSLS：β溶血性レンサ球菌が起因菌の場合

（腎機能正常患者の投与例）

A群β溶血性レンサ球菌（*Streptococus pyogenes*）：ペニシリンG 400万単位 4時間ごとの点滴投与またはアンピシリン2 g 4時間ごと＋クリンダマイシン600〜900 mg，8時間ごとの点滴投与

▶ 感染巣のドレナージ

- タンポン，避妊具や鼻内パッキングなどがあればすみやかに抜去する
- 感染巣のドレナージ，培養提出

参考文献

1) Weston WL, Todd JK：Toxic-shock syndrome. J Am Acad Dermatol, 4：478-480, 1981.
2) Low DE：Toxic shock syndrome：major advances in pathogenesis, but not treatment. Crit Care Clin, 29：651-675, 2013.
3) Centers for Disease Control and Prevention：Toxic shock syndrome (other than streptococcal) (TSS) 2011 Case Definition. 2021.
https://ndc.services.cdc.gov/case-definitions/toxic-shock-syndrome-2011/
4) Centers for Disease Control and Prevention：Streptococcal toxic shock syndrome (STSS) (*Streptococcus pyogenes*) 2010 case definition. 2021.
https://ndc.services.cdc.gov/case-definitions/streptococcal-toxic-shock-syndrome-2010/
5) 厚生労働省：劇症型溶血性レンサ球菌感染症（STSS）．
https://www.mhlw.go.jp/stf/seisakunitsuite/bunya/0000137555_00003.html
6) Johns Hopkins Medicine：Toxic shock syndrome (TSS)
https://www.hopkinsmedicine.org/health/conditions-and-diseases/toxic-shock-syndrome-tss
7) Centers for Disease Control and Prevention：Clinical guidance for streptococcal toxic shock Syndrome. 2024.
https://www.cdc.gov/group-a-strep/hcp/clinical-guidance/streptococcal-toxic-shock-syndrome.html
8) 国立研究開発法人 国立国際医療研究センター 国際感染症センター：劇症型溶血性レンサ球菌感染症（STSS）の診療指針．
https://dcc-irs.ncgm.go.jp/document/manual/stss_20240621.pdf
9) Chu VH：Staphylococcal toxic shock syndrome. UpToDate, last updated：Nov 26, 2024.
10) Anderson BL：Puerperal group A streptococcal infection. Obstet Gynecol, 123：874-882, 2014.

見逃したくない感染症リスト

感染性心内膜炎

山本舜悟
大阪大学大学院医学系研究科 変革的感染制御システム開発学

Point

- 「熱源がわからない」と思ったときには血液培養を採取しよう.
- IEの診断に慣れていない人はDukeの基準を使おう.
- 「わからない！」と思ったときに発動するリストを作っておこう.

概　要

症　例

　とくに既往はない55歳男性．来院6日前から発熱があり，3日前から咳が出だした．来院当日，近医を受診し，肺炎と診断され，基幹病院の救急外来へ紹介された．胸部レントゲン，CTでは両肺にすりガラス陰影があり，肺炎を疑ったが肺門側に陰影が分布しており，肺水腫も鑑別にあがる所見だった．

　救急外来担当医は市中肺炎としてA-DROPを使って重症度評価を行ったところ，0点で軽症と判断した．本人の帰宅希望も強く，セフトリアキソンを2g点滴し，アモキシシリン／クラブラン酸とアジスロマイシンの内服薬を処方し，患者は帰宅した．

　2日後，症状の改善がないため，患者は同院の外来を再診し，入院した．入院後血液培養を採取後にセフトリアキソンとレボフロキサシンで治療が行われた．入院翌日の胸壁心エコーで重度の僧帽弁閉鎖不全症，後尖逸脱があり，弁尖に1cm程度のひも状エコーがみられた．感染性心内膜炎の疑いで心臓血管外科のある病院へ転院し，緊急手術が施行された．救急外来受診時には血液培養は採取されておらず，入院後に採取した血液培養は陰性だった．

ありふれた症状から頻度の低い疾患を拾い上げるのは難しい

　症例は，発熱や咳を主訴に来院して当初肺炎が疑われたが，感染性心内膜炎（infective endocarditis：IE）だったものである．国内のIEの発症頻度に関する報告は乏しいが，2000年代の亀田総合病院（当時865床）では年間10数例だった[1]．病院の規模にもよるが，IEと確定診断されて紹介転院してくる患者を除けば，月に0〜2例ほどである（自分の病院で退院サマリの病名検索でIEが年間何例くらいあるかがわかれば自院での大まかな頻度がつかめると思う）．

市中肺炎での血液培養陽性割合は軽症で2％，入院患者で9％と高くはなく，軽症の市中肺炎ではルーチンの血液培養採取は推奨されていない[2]．しかし，これは最終診断が「肺炎」だったものに限る．救急外来でまだ病態が定まっていない場合は，血液培養の診断的意義も含めるともう少し適応は広いほうがよいと思う．

疑うきっかけ

　亀田総合病院の9年間，IE 103例の主訴は，以下の3つに分類することができた．

> 1）ダラダラと熱が続く不明熱タイプ
> 2）脳梗塞（麻痺）や腎梗塞，脾梗塞（側腹部痛）などの症状で受診する塞栓症状タイプ
> 3）亜急性の経過の呼吸困難で受診する心不全タイプ

　すべての脳梗塞や心不全症例で血液培養を採取すべきとはいわないが，発熱や炎症反応上昇を伴っている場合や入院を勧めるくらいの重症度の肺炎，何か肺炎だけでは説明できないと思った場合は，保険の意味も込めて採取してほしい．黄色ブドウ球菌によるIEは抗菌薬投与後も数日間血液培養が陰性化しないことも珍しくないが，頻度の高い緑色レンサ球菌は，抗菌薬への感受性が良好で，本症例のように1〜2日間の抗菌薬投与でも陰性

表1 2023 Duke-International Society for Cardiovascular Infectious Diseases（ISCVID）IEの定義

Ⅰ．心内膜炎確定（definite endocarditis）
A．病理基準
　（1）活動性の心内膜炎の臨床所見の文脈で，疣贅，心臓組織，摘出された人工弁または縫合リング，上行大動脈グラフト（弁病変の所見を伴う），血管内心臓内植え込み型デバイス（CIED），動脈塞栓から微生物を検出
　または
　（2）疣贅，心臓組織，摘出された人工弁または縫合リング，上行大動脈グラフト（弁病変の所見を伴う），CIED，動脈塞栓に活動性の心内膜炎所見あり（急性または亜急性/慢性）
B．臨床基準
　（1）2つの大基準
　または
　（2）1つの大基準と3つの小基準
　または
　（3）5つの小基準
Ⅱ．心内膜炎の可能性あり（possible endocarditis）
A．1つの大基準と1つの小基準
または
B．3つの小基準
Ⅲ．心内膜炎は否定（rejected endocarditis）
A．所見/症状を説明する確かな代替診断あり
または
B．4日間未満の抗菌薬治療でも再発なし
または
C．4日間未満の抗菌薬で手術または剖検でIEの病理，肉眼所見なし
または
D．上記のIEの可能性ありの基準を満たさない

（文献3）より）

化することが多い．血液培養を採取せずにいったん抗菌薬を開始したら，原因微生物の同定は困難になる．

23年振りのDukeの基準の改訂

IEの診断には，Dukeの基準が用いられることが多いが，2023年に23年ぶりに改訂された（表1，2）（注釈は紙面の都合で省略しているため，詳細は参考文献を参照されたい）[3]．

表2 IEの診断のための2023 Duke-ISCVID IE基準で使われる用語の定義

Ⅰ．大基準
A．微生物の大基準
　(1) 血液培養陽性
　　ⅰ．IEの典型的な原因微生物が別々の2セット以上の血液培養から検出
　　または
　　ⅱ．IEをときどきまたはまれに起こす微生物が別々の3セット以上の血液培養から検出
　(2) 陽性の検査所見
　　ⅰ．血液のPCRまたはその他の核酸検査でCoxiella burnetii, Bartonella species, Tropheryma whippleiが陽性
　　または
　　ⅱ．Coxiella burnetiiのantiphase Ⅰ IgG抗体価が800倍以上または単一の血液培養からCoxiella burnetiiを検出
　　または
　　ⅲ．間接免疫蛍光抗体法（IFA）でBartonella henselaeまたはBartonella quintanaのIgM，IgG抗体を，IgG抗体価800倍以上で検出
B．画像の大基準
　(1) 心エコー，心臓CT検査
　　ⅰ．心エコー，心臓CTで疣贅，弁/弁尖の穿孔，弁/弁尖の動脈瘤，膿瘍，仮性動脈瘤，心内瘻孔を示す
　　または
　　ⅱ．心エコーで以前と比較して著しい新規の弁逆流あり．既存の逆流の悪化や変化だけでは不十分
　　または
　　ⅲ．以前の画像と比べて新たに人工弁の部分的な裂開あり
　(2) [^{18}F] FDG PET/CT検査
　　自己弁または人工弁，上行大動脈グラフト（弁病変の所見と併存），心臓内デバイスのリードまたはその他の人工物に異常な代謝活動あり
C．手術の大基準
　心臓手術中の直接観察によるIEの所見あり（画像の大基準およびその後の組織検査，微生物検査で確定されない場合）
Ⅱ．小基準
A．素因
　IEの既往，人工弁，弁形成術の既往，先天性心疾患，中等症以上（軽度を超える）逆流症または狭窄症（原因は問わない），血管内植え込み型心臓デバイス（CIED），閉塞性肥大型心筋症，静脈薬物使用
B．発熱
　体温＞38℃
C．血管病変
　臨床所見または画像所見による動脈塞栓，敗血症性肺梗塞，脳膿瘍，脾膿瘍，感染性動脈瘤，頭蓋内出血，結膜出血，Janeway病変，化膿性紫斑（purulent purpura）
D．免疫病変
　リウマトイド因子陽性，オスラー結節，Roth斑，免疫複合体介在性糸球体腎炎
E．微生物検査（大基準を満たさないもの）
　1) IEに矛盾しない微生物が血液培養陽性だが，大基準を満たさない
　2) IEに矛盾しない微生物が培養検査，PCR検査，その他核酸検査（アンプリコンまたはショットガンシークエンス，in situハイブリダイゼーション）が，心臓組織，心臓人工物，塞栓以外の無菌検体で陽性；弁やワイヤーからPCRで皮膚の細菌が1つだけ見つかり，ほかに臨床的，微生物学的に支持する所見がない
F．画像検査
　人工弁，上行大動脈グラフト（弁病変の併存所見あり），心臓内デバイスのリードまたはその他の人工物の植え込みから3ヵ月未満に撮影された[^{18}F] FDG PET/CTで異常な代謝活動あり
G．身体所見の基準
　心エコーが利用できない場合の新規逆流性心雑音の聴取（以前からあった心雑音の悪化や変化では不十分）

（文献3）より）

表3 初期には発熱以外の所見に乏しい敗血症を伴う細菌感染症

1）急性腎盂腎炎	5）（高齢者の）肺炎
2）急性前立腺炎	6）痛みの乏しい蜂窩織炎
3）急性胆管炎，肝膿瘍	7）下痢出現前の細菌性腸炎
4）亜急性感染性心内膜炎	

　項目が多く，一つひとつを覚える必要はないが，要は「IEは心臓の弁に疣贅ができて，細菌（まれに真菌）が感染する病気」である．心臓の弁についた細菌が全身にシャワーのようにばらまかれ，さまざまな症状を起こす．心臓の弁が破壊されて新しく逆流性の心雑音が聞こえてくるとか，原因不明の塞栓症，原因不明の菌血症，そして発熱＋αの症状があれば疑いたい．IEを診断するためには，感染している微生物の証明と心臓の弁の異常の両方を証明することが柱になる．この柱を直接証明できない場合にはいかに傍証を集めるかだが，微生物診断については血液培養の占める役割が非常に大きい．

疑ったときの一手

　抗菌薬投与前に血液培養さえ採取しておけば，陽性になった後，IEの可能性に気づける症例も，そもそもIEを疑うことができなければ気づきようがない．当然ながら，診断エラーには「診断を思いつかない」エラーが多いとされる[4]．このエラーを減らすには鑑別診断チェックリストを使う方法がある[5,6]．

　発熱についてチェックリストを作成すると鑑別診断が膨大になり，実用的ではないかもしれない．そこで，個人的に比較的頻度の高いものについて，表3のようなリストを作成している．このように，「わからない！」と思ったときに発動するリストを作っておくと，想起できないことによる診断エラーを減らせるかもしれない．

　実は，冒頭の症例では，近医からの紹介状に「心雑音が強く，心筋炎の可能性も考えた」という記載があったが，救急外来担当医の診察記録には「心雑音なし」と記載されていた．このときに本当に心雑音がなかったのかどうかは定かではないが，研修医のカルテをチェックしていると，聴診をしていないのに，テンプレートの「心雑音なし」が残ってしまっていることがある．改訂されたDukeの基準では小基準に格下げになってしまったが，「新規逆流性心雑音の聴取」は以前の基準では大基準の1つだった重要な所見である．ある時点で注意深く聴診され「心雑音がなかった人」で，新たに心雑音の出現が確認できたら，IEの可能性はかなり高くなる．「熱源がわからない」と思ったら，ぜひ普段よりも注意して心雑音の聴取を行い，有無をカルテに記載してほしい．

参考文献

1) Yamamoto S, et al：Impact of infectious diseases service consultation on diagnosis of infective endocarditis. Scand J Infect Dis, 44：270-275, 2012.
2) Metlay JP, et al：Diagnosis and treatment of adults with community-acquired pneumonia. An official clinical practice guideline of the American Thoracic Society and Infectious Diseases Society of America. Am J Respir Crit Care Med, 200：e45-e67, 2019.
3) Fowler VG, et al：The 2023 Duke-International Society for cardiovascular infectious diseases criteria for infective endocarditis：updating the modified Duke Criteria. Clin Infect Dis, 77：518-526, 2023.
4) Schiff GD, et al：Diagnostic error in medicine：analysis of 583 physician-reported errors. Arch Intern Med, 169：1881-1887, 2009.
5) Ely JW, et al：Checklists to reduce diagnostic errors. Acad Med, 86：307-313, 2011.
6) Ely JW, Graber MA：Checklists to prevent diagnostic errors：a pilot randomized controlled trial. Diagnosis (Berl), 2：163-169, 2015.

現場につながる！
トップランナー厳選の最新論文と臨床インサイト

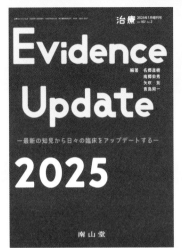

治療 2025年107巻1月増刊号（Vol.107 No.2）

Evidence Update 2025

- B5判　136頁　● 定価 3,300円（本体3,000円＋税10%）
- ISBN 978-4-525-93024-0　● 2025年1月発行

編著

武蔵国分寺公園クリニック
名郷直樹

国立病院機構栃木医療センター 内科
矢吹 拓

聖母病院 総合診療科
南郷栄秀

徳仁会中野病院 薬局
青島周一

各分野のエキスパートが，臨床に大きなインパクトを与える重要論文を厳選しました．
単なる論文の紹介にとどまらず，臨床現場でどう活かせるか，読み解き方や診療に役立つポイントを具体的に解説します．
新たな知見で日々の臨床をアップデートできる，医療従事者全員に読んでいただきたい一冊です．

主な内容

1. 2024論文ベスト・テン
2. 論文結果の批判的吟味 ―指標による効果の解釈の違いに焦点を当てて―
3. 批判的吟味能力を鍛える ―実践的トレーニングと指導のコツ―
4. スペシャリストが推す必見論文！その見解と考察
   ①Less is more！治療適応を減らしてくれる!? 2024年論文5選！　②病院総合医が印象に残った2024論文 Top 3！
   ③当たり前を疑え！臨床現場の常識を再考する　④冠動脈疾患の治療とその周辺：Post-ISCHEMIAの重要論文
   ⑤GLP-1受容体作動薬はCKD診療の新たな一手となるか　⑥診療ガイドラインはどの程度読まれ，どの程度診療行動を変容させているのか？　⑦エビデンスに使われないためのエビデンスの読み方・使い方（糖尿病編）
   ⑧リウマチ・膠原病診療の温故知新：概念の刷新から予防・重症の治療まで
   ⑨迫りくる感染症の脅威を正確に把握し準備せよ！感染症治療戦略の大きな見直しが求められている
   ⑩日々の現場でよく出会う臨床的疑問，そのランダム化比較試験の質もさまざまだ
   ⑪アルツハイマー病：無症状でも患者？診断基準改訂の波紋　⑫もっと深く「けいれん・てんかん・意識障害」
   ⑬認知症予防に関する注目論文　⑭がん治療文献を読むときは，真のエンドポイントのOS（全生存期間）をやっぱり重要視すべし　⑮「現実的な」早期緩和ケアは，「診断時から全員に関わる」早期緩和ケアと比較して，非劣性である　⑯集中治療Update！2024年注目の論文8選
   ⑰アナタの救急診療をちょこっとブラッシュアップ！かんたん隠し味レシピ
   ⑱多疾患併存に関する注目論文ピックアップ　⑲診療を変えるEvidenceとは何か？
   ⑳食品の効果（機能性）以外の役割

[Column] 論文吟味のポイント2025

詳しくはWebで

 南山堂　〒113-0034 東京都文京区湯島4-1-11
TEL 03-5689-7855　FAX 03-5689-7857（営業）

URL　https://www.nanzando.com
E-mail　eigyo_bu@nanzando.com

見逃したくない感染症リスト

脾機能低下の感染症

花井翔悟
藤田医科大学医学部 感染症科

Point
- 脾機能低下の感染症は内科的緊急疾患．認識したらすぐに対応．
- 脾機能低下の感染症を起こしやすい起因菌を認識しておく．
- 脾機能低下の患者を見つけたら，患者教育とワクチン接種．

概要

もともと脾臓は摘出しても問題ないと考えられていた．しかし，1952年にKingらが脾臓摘出後の患者5人の重症感染症の報告を行った[1]．

実際，脾臓は自然免疫や獲得免疫に関連する臓器であり，脾機能低下者は液性免疫不全をきたし，莢膜保有菌やマラリア，バベシアなどに罹患した際に重症化しやすいことが知られている．致死率は50〜75％ともいわれており，**脾臓摘出後重症感染症(overwhelming post-splenectomy infection：OPSI)**や脾臓摘出後敗血症(post-splenectomy sepsis：PSS)と呼ばれている．

本稿ではOPSIを疑う状況や疑った場合にどのように対応すべきかを述べる．

病歴

まずは脾臓摘出術やOPSIになったことがあるかの病歴が大切である．また，動物との接触歴や海外渡航歴(とくにマラリア，髄膜炎菌流行地)，ワクチン接種歴，併存疾患，薬物アレルギーの聴取は通常どおりに行う．

症状

OPSIは発熱，悪寒，筋痛，頭痛，嘔吐，腹痛などから始まり，昏睡，敗血症性ショック，播種性血管内凝固症候群に24時間以内に至ることもある「内科的緊急疾患」の1つである[2,3]．電撃性紫斑病などが生じることもある．ただし，早期においては一見，**ウイルス感染症のような非特異的症状が多い**のが特徴であり，「脾機能が低下しているかもしれない」と気がつけるかが大切である．

疑うきっかけ

脾機能低下の特定

　脾機能を定量的に評価することは困難である．脾臓摘出術などの病歴聴取が困難，もしくは本人が覚えていない（聞かされていない）場合，血液検査で赤血球などに核の遺残物（Howell-Jolly小体）があれば，脾摘や機能的脾機能低下症を疑うべきである[4, 5]．また，腹部画像検査を行うことがあれば，脾臓の有無を確認できることもある．その他，炎症性腸疾患やアルコール性肝障害なども脾臓摘出術後と同様に高度の液性免疫不全をきたす疾患である[5]．脾臓摘出術の病歴が聴取されない場合や，各検査の閾値を超えない軽症例においては，**常日頃から病歴などから具体的な再診の目安を患者に伝えておく**（「悪くなったら」では患者は判断が困難なため「寒さで震えたり，吐き気が続いて水分が摂れなくなったら」など）ことで，再診しやすくしておき，その際にはよりしっかりと検査を行うことで特定できることもある．また，**原因不明のショックで受診**した際には鑑別にあげることが大切である．

起因菌

　OPSIを起こしやすい菌は *Streptococcus pneumoniae*，*Haemophilus influenzae*，*Neisseria meningitidis* などの莢膜産生菌や *Capnocytophaga canimorsus* などがある[2, 3, 5]．

▶ *S. pneumoniae*

　OPSIの古典的な起因菌であり，かつ最も重要な病原菌が肺炎球菌である[6]．肺炎や髄膜炎，菌血症などが主な感染臓器となり得る．初期症状は非特異的であるが，脾臓のある患者と比較すると時間経過とともに重症化[7]，電撃性紫斑病を生じることもある[6]．日本感染症学会の感染症・アトラスに「侵襲性肺炎球菌感染症 電撃性紫斑病」のページがあるので，一度見ておくことをおすすめする[8]．

▶ *H. influenzae* type b

　インフルエンザ菌b型はOPSIの古典的な起因菌であるが，ワクチンによる影響もあり，発症率が減っているといわれている[6, 9]．肺炎球菌と同じく，肺炎，髄膜炎，菌血症が主要な感染臓器としてあげられる．

▶ *N. meningitidis*

　髄膜炎菌もOPSIの起因菌として有名ではある．一方で，わが国では感染例は珍しく，海外渡航者などで鑑別となる．髄膜炎や菌血症での症例が多い[10]．インフルエンザ様症状で発症することも多い．また，肺炎球菌と同じく，電撃性紫斑病をきたすこともある[11]．

▶ *Capnocytophaga* 属

　Capnocytophaga canimorsus などが有名であり，主に犬咬傷で問題となる[12]．菌血症や敗血症，創部の壊疽などの症例が多い．本菌は培養に時間がかかることもあるので，微生物検査室に本菌を疑っていることや培養条件を伝えることが大切である．

疑ったときの一手

　脾臓のない患者で発熱や消化管症状がある場合はOPSIを疑う必要がある．脾臓摘出患者は敗血症のリスクが3.38倍高く，死亡率も3.02倍高い[13]．成人のOPSIは臨床所見から感染巣を特定することは困難であり，時間単位で症状が悪化することから，すみやかに血液培養を採取し，ペニシリン耐性肺炎球菌（penicillin-resistant *Streptococcus pneumoniae*：PRSP）を含めた*S. pneumoniae*のカバーのために**バンコマイシン**を，*H. influenzae*，*N. meningitis*のカバーのために，**セフトリアキソンなどの経静脈的第3世代セファロスポリン系**を投与し，輸液や必要な場合は昇圧剤や気道確保を行うことが大切である[2, 3]．前述のとおり，髄膜炎を生じやすい菌が起因菌となることが多いので，腰椎穿刺を行い，髄液検査を行うことも大切である．また，診断がはっきりしていない場合は経過観察や対症療法，経験的抗菌薬投与のために72時間は入院で経過をみることが望ましい．

退院時にやっておくこと

　OPSIの既往のある患者はOPSIを繰り返しやすいことがわかっているため[14]，今後OPSIを予防することが大切である．

患者教育

　脾臓摘出術を受けた患者がOPSIに関して十分な理解をしている場合は，理解が不十分な場合と比較して，発症を抑制できることが示唆されている[15]．内容としては，**重症感染症のリスクが高まること**，**ワクチン接種の重要性**，**医療機関の受診タイミング（とくに動物咬傷後など）**，**情報カードやその携帯（脾機能低下者であることを救急受診時に医療従事者に伝えること）**などがあげられる．抗菌薬の予防投与に関してもエビデンスはあるものの，メリットとデメリット双方存在している．一方で，前述のとおり，内科的緊急疾患のため，必要時の抗菌薬を処方し，発熱など，症状が出現した際には内服を行ったうえですみやかに医療機関を受診することを推奨する．

ワクチン接種

　前述した通り，*S. pneumoniae*，*H. influenzae*，*N. meningitis*に罹患しやすいことがわかっており，この3種類に関しては，ワクチンで予防可能である．

　肺炎球菌ワクチンはPCVとPPSVの2種類がある．以前に接種歴がないようであれば，PCV20（プレベナー20®）の単回接種もしくはPCV15（バクニュバンス®）を接種した後，PPSV23（ニューモバックス®）の接種が推奨されている[16]．筆者は接種の回数や費用面から，PCV20の単回接種を患者には勧めている．

　Hibワクチンは一般的に5歳以降ではメリットが少ないといわれているものの，無脾症患者では1回の接種が勧められている[17]．

髄膜炎菌ワクチンは血清型A，C，W，Yに対するワクチン（メンクアッドフィ®）と血清型Bに対するワクチンが海外のガイドラインなどでは推奨されているが[17]，日本では，血清型Bに対するワクチンは認可されていない．日本では髄膜炎菌の感染の機会は多くなく，筆者は患者の海外渡航予定などに応じて相談し，接種の必要性を判断している．

また，これら以外にも通常のワクチン接種やインフルエンザウイルス，新型コロナウイルスのワクチン接種が勧められる．ただし，2024年現在，脾摘患者に関してはPPSV23のみが保険適用になっており，それ以外のワクチンは自費で接種する必要がある．また，PPSV23に関しても，「2歳以上の脾摘患者における肺炎球菌による感染症の発症予防」目的のみ保険適用であり，機能性無脾症では保険適用にならない点には注意が必要である．ただし，保険適用になっているPPSV23ですら30％弱しか接種できてないという報告もあり[18]，積極的にワクチンに関しての話し合いをすることが勧められる．

参考文献

1) King H, Shumacker HB Jr.：Splenic studies. I. Susceptibility to infection after splenectomy performed in infancy. Ann Surg, 136：239-242, 1952.
2) Luu S, et al：Post-splenectomy sepsis：preventative strategies, challenges, and solutions. Infec Drug Resist, 12：2839-2851, 2019.
3) Tahir F, et al：Post-splenectomy sepsis：a review of the literature. Cureus, 12：e6898, 2020.
4) Nakagami Y, et al：Potential role of Howell-Jolly bodies in identifying functional hyposplenism：a prospective single-institute study. Int J Hematol, 112：544-552, 2020.
5) Di Sabatino A, et al：Post-splenectomy and hyposplenic states. Lancet, 378：86-97, 2011.
6) Theilacker C, et al：Overwhelming postsplenectomy infection：a prospective multicenter cohort study. Clin Infect Dis, 62：871-878, 2016.
7) Marrie TJ, et al：Asplenic patients and invasive pneumococcal disease—how bad is it these days? Int J Infect Dis, 51：27-30, 2016.
8) 日本感染症学会：感染症・アトラス．侵襲性肺炎球菌感染症 電撃性紫斑病．
https://www.kansensho.or.jp/atlas/atlas/09_Invasivepneumococcalinfection.html
9) Chong J, et al：Overwhelming post-splenectomy sepsis in patients with asplenia and hyposplenia：a retrospective cohort study. Epidemiol Infect, 145：397-400, 2017.
10) Kaplan SL, et al：Multicenter surveillance of invasive meningococcal infections in children. Pediatrics, 118：e979-984, 2006.
11) Darmstadt GL：Acute infectious purpura fulminans：pathogenesis and medical management. Pediatr Dermatol, 15：169-183, 1998.
12) Butler T：Capnocytophaga canimorsus：an emerging cause of sepsis, meningitis, and post-splenectomy infection after dog bites. Eur J Clin Microbiol Infect Dis, 34：1271-1280, 2015.
13) Kristinsson SY, et al：Long-term risks after splenectomy among 8,149 cancer-free American veterans：a cohort study with up to 27 years follow-up. Haematologica, 99：392-398, 2014.
14) Kyaw MH, et al：Evaluation of severe infection and survival after splenectomy. Am J Med, 119：276.e1-7, 2006.
15) El-Alfy MS, et al：Overwhelming postsplenectomy infection：is quality of patient knowledge enough for prevention? Hematol J, 5：77-80, 2004.
16) Murthy N, et al：Advisory committee on immunization practices recommended immunization schedule for adults aged 19 years or older—United States, 2022. MMWR Morb Mortal Wkly Rep, 71：229-233, 2022.
17) Centers for Disease Control and Prevention：Child Immunization Schedule Notes, 2025.
https://www.cdc.gov/vaccines/hcp/imz-schedules/child-adolescent-notes.html.
18) Yamada M, et al：Pneumococcal vaccine coverage in Japan among patients with a history of splenectomy：results of a retrospective administrative database study. Vaccine, 39：2692-2697, 2021.

大規模病院からクリニックまで，すべての現場で役立つ約100の指針

シリーズ編集 西﨑祐史
鋪野紀好
水野 篤

#エビぎゅう シリーズ第2弾！

救急対応のエビデンスを with エクスペリエンス

ぎゅうっとまとめました

walk-in患者の危険な兆候って？
いつコンサルトする？
どこまで検査・治療する？

編集代表 坂本 壮
国保旭中央病院救急救命科医長
臨床研修センター副センター長

編集協力
山上 浩　吉田英人
舩越 拓　遠井敬大
北井勇也　鈴木智晴

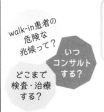

(1)救急外来，(2)地方の二次病院，(3)クリニック・診療所，という異なる3場面を想定し，それぞれの現場で抱きがちな臨床疑問を取り上げ，エビデンスをもとにコンパクトに解説。ひと目ではわかりづらいwalk-in患者の危険な兆候を見逃さないために必要なtipsから，どこまで検査・加療すべきか，コンサルトのタイミングをどう判断するか，などのヒントが満載の1冊！

定価4,950円
(本体 4,500円+税10%)
A5判・356頁・2色刷
ISBN978-4-7583-2301-7

外来で武器になる

【エビぎゅう】── 知識の整理にもアップデートにも役立つ1冊！

総合診療のエビデンスを

ぎゅうっとまとめました

127のクリニカルクエスチョンで知識の整理とアップデート
薬の特徴・フォローのコツもまとめて理解

編集 西﨑 祐史
順天堂大学医学部医学教育研究室先任准教授

鋪野 紀好
千葉大学大学院医学研究院地域医療教育学特任准教授

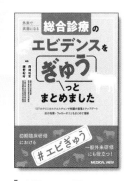

日常診療に直結する127のテーマについて，総合診療を含む多領域のエキスパートが詳しく解説。すべてのテーマはクリニカルクエスチョン形式でまとめられ，関連するケーススタディを提示しているので具体的にイメージを掴みやすい内容になっている。
診療のコアとなるエビデンスから最新の知識，薬剤の特徴やフォローのコツまでを網羅的に解説。若手医師にもベテランにも，みんなが使いやすい，知識の整理にもアップデートにも役立つ1冊。

定価4,620円
(本体 4,200円+税10%)
A5判・404頁・2色刷
ISBN978-4-7583-2236-2

診断に至るまでの思考プロセスに着目し，読み進めるうちに臨床力が身に付く一冊！

発熱の診かた・考えかた・向き合いかた

著者 青木 洋介
佐賀大学医学部医学科
国際医療学講座主任教授
（国際医療・臨床感染症学分野）
佐賀大学医学部附属病院
感染制御部長

診療の心構えから鑑別のアプローチ，
診断エラーにつながるピットフォールまで

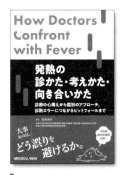

発熱を診た際に，どのような疾患を想起し，どう原因を絞り込んでいくのか ── 単に具体的な診断名をつけるためだけの手引きではなく，診断に至るまでの思考プロセスや身に着けておくべき知識を優しく・わかりやすく・温かい語り口で丁寧に解説。また診断エラーにつながりがちな"直感的に診断名をつけたくなってしまう誘惑"の認知心理学的な側面にも着目し，エラー回避のためのtipsを詳解。読み進めるうちに臨床力が身に付く一冊。

定価3,850円
(本体 3,500円+税10%)
A5判・264頁・2色刷
ISBN978-4-7583-2232-4

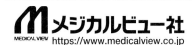

※ご注文，お問い合わせは最寄りの医書取扱店または直接弊社営業部まで。
〒162-0845　東京都新宿区上谷本村町2番30号
TEL 03(5228)2050　FAX 03(5228)2059
E-mail eigyo@medicalview.co.jp

メジカルビュー社
https://www.medicalview.co.jp

スマートフォンで書籍の内容紹介や目次がご覧いただけます。

見逃したくない感染症リスト

エントリー不明の菌血症

奥村暢将　伊東直哉
名古屋市立大学医学部附属東部医療センター 感染症内科／
名古屋市立大学大学院医学研究科 感染症学分野

Point

- 黄色ブドウ球菌菌血症では，皮膚のバリア破綻を探す．
- *Streptococcus gallolyticus* および *Clostridium septicum* 菌血症では消化管悪性腫瘍を検索する．
- G群レンサ球菌菌血症では悪性腫瘍を検索する．

概要

　侵入門戸（エントリー）不明の菌血症は，"occult bacteremia"と呼んだりする．感染症医にとって菌血症症例を"occult bacteremia"にカテゴライズするのは結構悔しいものであり，血眼になって探すのだが実際に侵入門戸がわからない症例にもしばしば遭遇する．微生物ごとに親和性の高い臓器がある程度決まっている（例：大腸菌ならば尿路感染症，胆道感染症）ため，「どこかの臓器の感染が疑われ，その臓器に感染を起こす細菌として妥当な菌が血液培養からも検出された」場合に，その臓器を侵入門戸と判断することが多い．臓器特異的な培養検体（尿路感染症ならば尿，胆道感染症ならば胆汁など）から血液培養と同じ細菌が検出されればその確度は高まる．ここで注意が必要なのは，感染性心内膜炎や骨関節感染症など本来無菌である臓器の感染症は，菌血症の結果として生じることはあっても侵入門戸にはなり得ないということだ（手術・外傷などによる直達性感染の場合を除く）．今回のテーマである「エントリー不明の菌血症」は，皮膚・気道・消化管など，もともと細菌が存在する部位から，局所の感染所見を伴わずに発生した菌血症，と換言できよう．本稿ではアトピー性皮膚炎，足白癬，鍼治療，悪性腫瘍と菌血症との関連について述べる．

疑うきっかけ

アトピー性皮膚炎と菌血症

　市中発症の黄色ブドウ球菌菌血症（*Staphylococcus aureus* bacteremia：SAB）では，血管内留置カテーテルのような明らかな侵入門戸がないことが多いため，皮膚をよく診察し，そのバリア破綻がないか探す．その代表格がアトピー性皮膚炎（atopic dermatitis：

AD）である．健康な人では皮膚のS. aureusの定着率は5％未満であるが，AD患者のほとんどでS. aureusの定着を認める[1]．定着したS. aureusの分泌する外毒素によりADが悪化し，皮膚局所の免疫不全状態となり同菌が増殖しやすい環境となる．これに加え皮膚炎による種々の程度のバリア破綻が生じるわけなのでSABの素地となることは容易に想像できる．SABはいったん発症すると感染性心内膜炎や全身の膿瘍を合併することがあるため，その予防はきわめて重要である．AD患者では日々のADの治療を適切に行うとともに，入院し点滴を行う際には皮膚病変がある部位への点滴留置を避けるなどの配慮が必要である[2]．

足白癬と菌血症

PubMedや医中誌で検索しても足白癬に由来する純粋な菌血症症例の報告はみつけられなかった．白癬を契機とした蜂窩織炎の報告は多数あるため，菌の侵入門戸になることは間違いないだろうが，occult bacteremiaとしてのプレゼンテーションは少ないのかもしれない．

鍼治療と菌血症

鍼治療の有害事象はまれだとされている．約98,000件の鍼治療のうち，鍼による疼痛や血腫といった軽度の有害事象が6,936例（7.10％）で生じ，重篤な有害事象が発生したのは6例のみだったという前向き研究の結果がある[3]．6例の有害事象の内訳は，気胸や急激な血圧上昇による脳卒中，迷走神経反射などであり感染症は含まれていない．リアルワールドデータとして参考になる2013年のシステマティックレビューによると，2000〜2011年までの12年間で鍼治療に関連した有害事象が294件報告されており，このうち239件が感染性合併症だった[4]．19例がブドウ球菌による感染症であり菌血症や心内膜炎の症例も含まれている．驚くのは193例（81％）が抗酸菌感染である点だ．鍼治療の経験はルーティンでの病歴聴取ではおそらく聞き出せないエピソードであり，侵入門戸不明の菌血症（とくにSAB）では，よりspecificな問診が必要である．

悪性腫瘍と菌血症

悪性腫瘍によるバリア破綻を背景に菌血症を生じることもある．ここではまず大腸がんを取りあげるが，大腸がん患者における菌血症の原因としてよく知られているのはStreptococcus gallolyticusとClostridium septicumである．1978年にMurrayらが，Streptococcus bovisによる心内膜炎患者26例と菌血症患者10例でその侵入門戸を検索し，22例（61％）が消化器疾患に由来している可能性があると結論づけた[5]．22例のうち2例の急性胆管炎，1例の腹膜炎，1例の腹膜がん腫症以外はすべて下部消化管病変であった．大腸がんに限らず良性ポリープや直腸鏡・浣腸といった消化管手技が含まれている点も注目に値する．翌年に発表されたKleinらの報告では，網羅的に消化管の精査ができたS. bovis菌血症患者15例のうち13例と高率に消化管腫瘍がみつかり，S. bovis菌血症患者

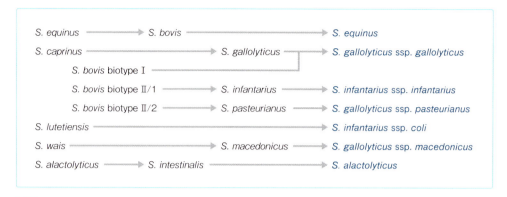

図1 *Streptococcus bovis* group の変遷 （文献7）より）

で消化管精査を行うことの重要性が強調されている[6]．この *S. bovis* を含む *S. bovis* group は再分類され，現在は7つの種・亜種から構成されている（図1）[7]．2011年に発表された *S. bovis* group による感染性心内膜炎と大腸がんのリスクについて検討したシステマティックレビュー・メタアナリシスでは，*S. bovis* biotype Ⅰ（*S. gallolyticus* ssp. *gallolyticus*）は *S. bovis* biotype Ⅱ（*S. gallolyticus* ssp. *pasteurianus*，*S. infantarius* ssp. *infantarius*，*S. infantarius* ssp. *coli*）よりも大腸がんリスクが有意に高い（オッズ比7.26）と結論づけている[8]．この4菌種による菌血症39例について検討した日本からの報告でも，*S. gallolyticus* ssp. *gallolyticus* 菌血症患者はそれ以外の3菌種の菌血症患者よりも有意に大腸がん合併率が高いことを示しており[9]，*S. bovis* group のなかでも *S. gallolyticus* ssp. *gallolyticus* による菌血症の場合はとくに下部消化管精査の閾値を下げるべきだといえよう．

　Clostridium septicum 感染症と悪性腫瘍との関連について記載された研究は1969年まで遡る[10]．臨床検体から *C. septicum* が検出された27例のうち23例（85％）で悪性腫瘍を合併しており，14例が白血病，6例が大腸がんであった．1989年の literature review では162例の *C. septicum* 感染症患者のうち，55例（34％）で大腸がんがみつかっている[11]．

　G群レンサ球菌（group G streptococci：GGS）もまた悪性腫瘍との関連が示唆されている．一般的にGGS感染症のフォーカスとしては皮膚軟部組織感染症が最多であるが[12]，occult bacteremia の症例もしばしば経験する．GGS菌血症患者における悪性腫瘍合併率は23～65％と報告により幅があり[13〜15]，また固形腫瘍の内訳も大腸がんに限らず多彩である[13]．GGS菌血症患者で皮膚軟部組織感染の所見がない患者においては悪性腫瘍の合併を念頭に置く必要があるかもしれない．

おわりに

　これらはどれも疫学的な関連をみているにすぎず，本当に「そこから入った」のかは想像の域を出ない．しかしながら血液培養から検出された細菌の侵入門戸について想像力豊かに思いをめぐらせ，そこが侵入門戸である可能性について報告することで，同様の症例が芋づる式に集積され，菌血症史に新たな1ページを刻むことができるかもしれない．

参考文献

1) Benenson S, et al：Atopic dermatitis—a risk factor for invasive *Staphylococcus aureus* infections：two cases and review. Am J Med, 118：1048-1051, 2005.
2) Mathé PJG, et al：*Staphylococcus aureus* bloodstream infection in patients with atopic dermatitis, or：think twice before placing a venous catheter into lesional atopic skin. J Invest Dermatol, 140：1870-1872, 2020.
3) Melchart D, et al：Prospective investigation of adverse effects of acupuncture in 97733 patients. Arch Intern Med, 164：104-105, 2004.
4) Xu S, et al：Adverse events of acupuncture：a systematic review of case reports. Evid Based Complement Alternat Med, 2013：581203, 2013.
5) Murray HW, Roberts RB：*Streptococcus bovis* bacteremia and underlying gastrointestinal disease. Arch Intern Med, 138：1097-1099, 1978.
6) Klein RS, et al：*Streptococcus bovis* septicemia and carcinoma of the colon. Ann Intern Med, 91：560-562, 1979.
7) Putnam NE, et al：Comparative evaluation of current biochemical-, sequencing-, and proteomic-based identification methods for the *Streptococcus bovis* group. J Clin Microbiol, 61：e0171222, 2023.
8) Boleij A, et al：Clinical importance of *Streptococcus gallolyticus* infection among colorectal cancer patients：systematic review and meta-analysis. Clin Infect Dis, 53：870-878, 2011.
9) Kaiki Y, et al：Laboratory identification and clinical characteristics of *Streptococcus bovis/Streptococcus equinus* complex bacteremia：a retrospective, multicenter study in Hiroshima, Japan. BMC Infect Dis, 21：1192, 2021.
10) Alpern RJ, Dowell VR Jr.：*Clostridium septicum* infections and malignancy. JAMA, 209：385-388, 1969.
11) Kornbluth AA, et al：*Clostridium septicum* infection and associated malignancy. Report of 2 cases and review of the literature. Medicine（Baltimore）, 68：30-37, 1989.
12) Broyles LN, et al：Population-based study of invasive disease due to beta-hemolytic streptococci of groups other than A and B. Clin Infect Dis, 48：706-712, 2009.
13) Auckenthaler R, et al：Group G streptococcal bacteremia：clinical study and review of the literature. Rev Infect Dis, 5：196-204, 1983.
14) Skogberg K, et al：Beta-haemolytic group A, B, C and G streptococcal septicaemia：a clinical study. Scand J Infect Dis, 20：119-125, 1988.
15) Watsky KL, et al：Group G streptococcal bacteremia. The clinical experience at Boston University Medical Center and a critical review of the literature. Arch Intern Med, 145：58-61, 1985.

見逃したくない感染症リスト

脳膿瘍

佐藤直行
ハートライフ病院 総合内科

Point

- 脳膿瘍は精神神経症状があれば想起しやすいが，精神神経症状がない場合もあり診断に苦慮することがある．
- 病歴と身体所見から脳膿瘍の発症リスク因子を拾い上げ，画像検査でいかに気づくかが重要である．
- 脳膿瘍の診断・治療方法の検討と並行して，侵入門戸や起因菌の検索を行うための種々の評価が必要である．

概　要

脳膿瘍の疫学

　脳膿瘍は脳実質内の被包化された膿病変として定義され，神経脱落症状や後遺症のリスクも高く，致命的な感染症である．年間の発生率は10万人あたり0.4〜1.3人[1]でまれな疾患ではあるが，この発生率は，高所得国における細菌性髄膜炎の発生率と同程度で，壊死性筋膜炎の発生率に近いかやや少なく，成人の急性喉頭蓋炎の発生率よりやや少ない程度である（ただし台湾の報告では脳膿瘍の発生率は1.88人/10万人年，60歳以上に限ると4.67人/10万人年[2]）．これらの重症疾患と同様，脳膿瘍も常に備えておくべき重症疾患として覚えておいていただきたい（脳膿瘍は近年でも院内死亡率9〜15％とされる[2]）．

　脳膿瘍の発症機序としては，近接する局所感染症からの直接波及あるいは血行性伝播の大きく2つがある．男女比は2〜3：1とされ[3]，古典的には，脳膿瘍は頭部外傷後の若年成人や，チアノーゼ性先天性心疾患（右左シャント）あるいは慢性の耳感染症のある小児で発症するとされていたが，近年ではそういったリスクを背景とした発症は少なくなっている[4]．近年では，歯性感染症や免疫不全が主要なリスク因子となっており，高齢者での発症も増えている．感染性心内膜炎を見つけたときには脳膿瘍の検索をするが，脳膿瘍を見つけた場合に感染性心内膜炎が原因となっていることは少なく，ほとんどの報告で8％未満である[5]．ただし，原因不明の脳膿瘍も35％まであるとされ（報告によっては約80％が原因不明），約20％でリスク因子となるような併存症をもたないと報告されており，健常者でも発症し得ることには注意が必要である[5]．免疫正常者の脳膿瘍の原因としては，歯性感染症や肺循環シャント（先天性心疾患や動静脈瘻など），感染性心内膜炎などの血

行性伝播が30〜40％（歯性感染症が成人で14％，小児で22％まで）を占め，耳炎や乳様突起炎，副鼻腔炎，頭部外傷，脳外科術後などの近接臓器からの直接波及が40〜50％を占めるとされる[6]．起因菌としては口腔内細菌が主要となっており，ついで黄色ブドウ球菌が多い[4]．リスク因子の調整オッズ比（aOR）としては，HIV感染症（aOR 12.0），血液悪性腫瘍（aOR 8.77），免疫抑制薬（aOR 5.71），固形がん（aOR 4.12），脳外科手術（aOR 19.3），先天性心疾患（aOR 15.6），肺膿瘍・気管支拡張症（aOR 8.15），歯性感染症（aOR 4.61），耳鼻咽喉感染症（aOR 3.81），肝疾患（aOR 2.37），腎疾患（aOR 2.04），糖尿病（aOR 1.74）と報告されている[7]．

脳膿瘍の臨床的特徴

脳膿瘍の症状は非特異的なものが多く，頭痛（49〜97％），意識障害（28〜91％），発熱（32〜79％），局所神経脱落症状（20〜66％），けいれん（13〜35％）[6]，嘔気・嘔吐（47％）[8]などを生じる．3徴とされる頭痛，発熱，局所神経脱落症状は，通常，患者の20％ほどにしか揃わない[8]．大規模なsystematic reviewでは受診までの症状持続期間は平均8.3日とされているが[8]，247例のまとめでは中央値2日（四分位範囲1〜5日）[5]と報告しているものもある．比較的急性の経過であることが多いが，亜急性の経過でも鑑別疾患に入る．前述のように神経脱落症状は必ずみられるわけではないが，髄膜刺激徴候や頭蓋内圧亢進症状についても，項部硬直32％，乳頭浮腫35％とみられないことのほうが多い[8]．

検査値異常も非特異的なものが多く，敗血症を伴っていなければ臓器特異的なパラメータの異常もきたしにくい．炎症反応としては，白血球上昇は60％，CRP上昇は60％，ESR亢進は72％にみられたと報告されている[8]が，CRPは陰性のこともあり，35例の報告ではCRPの平均値が2.35 mg/dLで，陰性であった症例も報告されている[9]．小児の報告でもCRPの中央値1.01 md/dL（四分位範囲0.35〜1.84 mg/dL）とされ，CRPが陰性や低値でも脳膿瘍を否定できるものではない[10]．また，脳膿瘍は重症疾患でありながらも血液培養の陽性率は高くなく，メタアナリシス[8]では28％，その後の247例の報告[5]では19.8％とされている．

疑うきっかけ

精神神経症状（意識障害，局所神経脱落症状，けいれんなど）があれば，中枢神経系を局在とする疾患を想起することは容易である．したがって，「いかにして脳膿瘍を見逃さないか」という観点からは，精神神経症状がなく発熱あるいは頭痛，嘔気・嘔吐のみを主訴に受診した患者で脳膿瘍を疑えるかどうかがポイントとなる．

今回の特集テーマである「発熱」のみである場合に脳膿瘍を疑う状況があるとすれば，通常は問診と診察をもとに頻度の高い感染症（呼吸器，尿路，腹腔内，皮膚軟部組織）を評価された後となるだろう．その際に注意しておきたいのは，たとえば呼吸器感染症（肺化膿症や膿胸など）のような感染巣をみつけても，微生物によってはそれに加えて脳膿瘍

を合併している例があることである．アクチノマイセスやノカルジアは肺や皮膚，脳病変をきたすことがあり，ほかにも免疫不全者であればトキソプラズマや真菌，結核菌などさらに幅広い微生物が肺と脳病変の原因になり得る[11]．また，発熱に対する診察で感染性心内膜炎を疑った場合も，脳膿瘍の可能性を考えなければならない．脳膿瘍の局在はさまざまであり（前頭葉31％，側頭葉27％，頭頂葉20％，後頭葉6％，基底核3％，小脳・脳幹13％，脳実質外7％，多発膿瘍18％）[8]，侵された神経によって出現する症状も多様であるため，患者本人が気づいていない神経症状（しびれや軽度の筋力低下，ふらつきなど）でも拾い上げ，「発熱＋α」として考えられるようにする必要がある．そして，これに加えて脳膿瘍のリスク因子の評価をすることが，適切に疑うためのポイントになるだろう．

疑ったときの一手

　臨床症状から容易に脳膿瘍を疑える場合は，すみやかに画像検査を行うが，CTではなくMRIを選択する必要がある（後述）．また同時に，近接する局所感染症からの直接波及（耳炎，副鼻腔炎，最近の脳外科手術，最近の頭部外傷）がないか，あるいは血行性伝播のリスク（心内膜炎，肺感染症，歯性感染症，遺伝性出血性毛細血管拡張症）がないかを評価する[3]．血液培養は全例で採取する（2～3セット）．脳圧が亢進している可能性があるため，基本的に腰椎穿刺の施行については脳ヘルニアのリスクを考慮しなければならない．脳膿瘍における髄液細胞数増多は71％，髄液タンパク上昇は58％にみられるが，それだけでは脳膿瘍の診断にならず（非特異的），髄液培養の陽性率は24％と低い[8]．腰椎穿刺に起因した臨床的な状態悪化は7％に生じたとされており[8]，通常，診断的価値が低い腰椎穿刺は相対的禁忌である[1]．腰椎穿刺を行うのは，膿瘍の脳室内穿破や髄膜炎を臨床的に疑う状況において，脳ヘルニアリスクや凝固障害などの腰椎穿刺の絶対的禁忌がない場合に限られる（とはいえ通常は行わない）[11]．

　画像検査が脳膿瘍診断の重要ポイントになるが，発症時期と画像検査の選択によっては拾い上げられないことがある．脳膿瘍にも病期があり，脳炎早期（early cerebritis stage；1～3日），脳炎後期（late cerebritis stage；4～10日），被膜形成早期（early capsule formation stage；11～14日），被膜形成後期（late capsule formation stage；14日～）の4期がある[12]．脳炎早期においては，脳膿瘍は単純CTでは境界不明瞭な低吸収域としてのみ認め，mass effectとして脳溝の消失などを伴うことがある．しかし，単純CTでは所見がほとんどないこともあり，造影しなければわからないこともあるため，こういった状況では見逃されやすい（CTがあるような診療所だけでなく，急性期病院でもとくに放射線科読影がないことが多い夜間帯など）．

　画像検査としてはMRIが最も推奨されており，DWI/ADCとT1強調像（±ガドリニウム造影）を撮像する[1]．すみやかに（24時間以内に）MRIを撮像できるのであればMRIを選択するが[3]，MRIが使用できない状況では造影CTを撮影する．ただし，どちらも脳膿瘍の病期次第で画像所見が異なってくる．一般的には造影MRIのほうが優れており感度92％，

特異度91％とされる[1]．近年では，機器が新しければ（3テスラなど），MRスペクトロスコピーやSWI（susceptibility-weighted imaging）といった撮像条件が使用可能なことがある．これらの撮像条件によって単純MRIによる脳膿瘍の診断性能が向上する可能性が報告されており，自施設で撮像可能かどうか確認しておき，可能であればオーダーの際に依頼するとよい．

脳膿瘍のマネジメント開始時の留意点

　脳膿瘍診療においても侵入門戸の精査は重要であり，種々の精査を行わなければならない．耳鼻咽喉科や歯科へのコンサルト，胸腹部CT，菌血症症例（とくにレンサ球菌やブドウ球菌）での経食道心エコーなどを検討する[4]．治療選択については割愛するが，脳膿瘍は膿瘍切除後では最低4週間，膿瘍吸引後では最低6〜8週間は抗菌薬投与を継続することになる[1]．こういったことから細菌学的な診断も重要であるが，血液培養陽性率は高くないため，可能であれば膿検体を採取する必要がある．ここで大切なことは，臨床的に安定している症例（敗血症や切迫破裂，切迫脳ヘルニアなどがない症例）で，画像診断から24時間以内に脳外科手術が実施可能であれば，脳膿瘍の吸引または切除まで抗菌薬投与を差し控えることである（ヨーロッパのガイドラインでも条件つき推奨[1]）．2.5 cm以上の膿瘍は手術適応だが，2.5 cm未満だとしても1 cm以上で穿刺可能な部位にある膿瘍であれば吸引を検討する[3]．早期に脳外科へのコンサルトを行い，起因菌の同定のためにも膿検体の採取を検討する（培養陰性の場合，実施可能であればPCRなどの分子生物学的検査も行う）．脳膿瘍を疑う症例の評価では，背景にあるリスク因子の検索，画像診断，微生物学的診断が重要であることを覚えておいていただきたい．

参考文献

1) Bodilsen J, et al：European Society of Clinical Microbiology and Infectious Diseases guidelines on diagnosis and treatment of brain abscess in children and adults. Clin Microbiol Infect, 30：66-89, 2024.
2) Ong CT, et al：Epidemiology of brain abscess in Taiwan：A 14-year population-based cohort study. PLoS One, 12：e0176705, 2017.
3) Sonneville R, et al：An update on bacterial brain abscess in immunocompetent patients. Clin Microbiol Infect, 23：614-620, 2017.
4) Omland LH, et al：Update and approach to patients with brain abscess. Curr Opin Infect Dis, 37：211-219, 2024.
5) Campioli CC, et al：Bacterial brain abscess：an outline for diagnosis and management. Am J Med, 134：1210-1217.e2, 2021.
6) Thy M, et al：Brain abscess in immunocompetent patients：recent findings. Curr Opin Infect Dis, 35：238-245, 2022.
7) Bodilsen J, et al：Risk factors for brain abscess：a nationwide, population-based, nested case-control study. Clin Infect Dis, 71：1040-1046, 2020.
8) Brouwer MC, et al：Clinical characteristics and outcome of brain abscess：systematic review and meta-analysis. Neurology, 82：806-813, 2014.
9) Neidert MC, et al：Preoperative C-reactive protein predicts the need for repeated intracerebral brain abscess drainage. Clin Neurol Neurosurg, 131：26-30, 2015.
10) Raffaldi I, et al：Brain abscesses in children：an Italian multicentre study. Epidemiol Infect, 145：2848-2855, 2017.
11) Brouwer MC, et al：Brain abscess. N Engl J Med, 371：447-456, 2014.
12) Erdoğan E, Cansever T：Pyogenic brain abscess. Neurosurg Focus, 24：E2, 2008.

見逃したくない感染症リスト

リケッチア感染症

宮里悠佑
橋本市民病院 総合内科

Point

- 皮疹・血小板減少・肝障害を伴う急性発熱ではリケッチア感染症を鑑別に含める．
- リケッチア感染症による皮疹は発症からやや遅れて出現することがあり，時に薬疹との鑑別が困難となる．
- 家族の罹患歴や野外活動歴があれば，リケッチア感染症をさらに疑うきっかけとなる（野外活動などのマダニとの曝露がはっきりしないリケッチア感染症にも注意が必要）．
- リケッチア感染症を疑ったら，身体中をくまなく診察し，痂皮を探す．痂皮の存在そのものがリケッチア感染症の診断に有用であり，痂皮の遺伝子検査は確定診断に有用（ただし，痂皮が見当たらなくてもリケッチア感染症を否定しない）．
- リケッチア感染症を疑ったら，確定診断を待たず，すみやかにテトラサイクリン系抗菌薬（ミノサイクリンあるいはドキシサイクリン）を投与する．

概要

　リケッチア感染症はダニ媒介感染症の1つであり，適切に治療がなされないと致死的となる．後述する流行地域では当然，遭遇頻度が高いが，非流行地域であっても近年の疫学の変化や国内渡航によってリケッチア感染症に遭遇する可能性は増加傾向にある．したがって，発熱患者に対して適切にリケッチア感染症を疑い，診断治療のアプローチを行うことは非常に重要である．

　本項目では日本で頻度の高いリケッチア感染症（日本紅斑熱，ツツガムシ病）について，主に①どのような患者に対してリケッチア感染症を疑うか（疑うきっかけ），②リケッチア感染症を疑った際にどのようにアプローチするか（疑ったときの一手），について明日からの臨床に役立つ情報を，筆者の経験をもとに述べる．

リケッチア感染症とは

　日本国内ではツツガムシ（mite）が媒介するツツガムシ病と，ヤマアラシチマダニ，キチマダニ，フタトゲチマダニなどのマダニ（tick）が媒介する日本紅斑熱の頻度が高い．ダニがヒトから吸血する際にツツガムシ病では*Orientia tsutsugamushi*，日本紅斑熱では*Rickettsia japonica*という細胞内寄生菌を移すことで感染が成立する．それぞれ潜伏期間

は5〜14日（ツツガムシ病），2〜8日（日本紅斑熱）で媒介動物が活動する春〜秋ごろに患者の発生がみられる[1]．

疫学 ─ リケッチアの発生しやすい地域は？

ツツガムシ病の流行地域は北海道を除く全国といわれている．とくに東北地方・南九州地方からの患者報告例が多い．一方，日本紅斑熱は西日本からの患者報告が多く，とくに三重，広島，和歌山，鹿児島などで報告数が多い．近年日本紅斑熱の報告数は全国的に増加しており，2006年までは患者報告のなかった東北地方からも報告例がみられている[2]．流行地域への国内渡航歴を認めたリケッチア感染症症例も報告されており，非流行地域でリケッチア感染症を疑う患者に遭遇した場合，国内外の渡航歴を聴取することは有用と考えられる．

疑うきっかけ

国内でのリケッチア感染症の3主徴は，①発熱，②皮疹，③刺し口（痂皮，後述）とされるが，リケッチア感染症による皮疹は発熱から数日遅れて出現することに注意が必要である[1,3]．さらに日本紅斑熱については国内で報告されたほぼすべての症例で発熱（99％），皮疹（94％）を認める[2]一方，成書ではツツガムシ病患者での皮疹の出現は30〜50％程度とされており，「皮疹を伴わないツツガムシ病」にも注意が必要である[4]．さらに日本紅斑熱では手掌部の紅斑（図1）が特徴的で，一方，ツツガムシ病では手掌紅斑はあまり見られないとされる．この違いは，診断の一助となることがある[1,3]．

発熱＋皮疹のみでは，リケッチア感染症以外にも薬疹や2期梅毒，麻疹・伝染性紅斑などのウイルス性疾患，毒素性ショック症候群，感染性心内膜炎など鑑別診断が多岐にわたる．リケッチア感染症でしばしば認める肝障害・血小板減少，前述した地域の流行状況・渡航歴，後述する野外活動歴，痂皮などから診断確率を見積もり，同時にほかの鑑別疾患

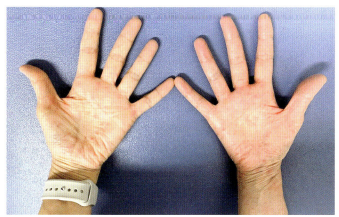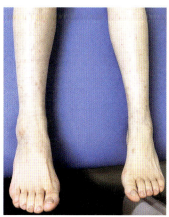

図1 日本紅斑熱患者の手掌紅斑と両下腿の点状紫斑を伴う小紅斑

の確率がどの程度あるかについても比較検討する．ここは内科医の腕の見せ所である．

皮疹・血小板減少・肝障害を伴う急性発熱ではリケッチア感染症を必ず鑑別に含める．その際，野外活動歴（農業，山登りなど）や地域の流行歴があればリケッチア感染症の可能性がさらに上がる．

ダニ咬傷と野外活動歴について

リケッチア症の感染経路は前述のようにマダニ（あるいはツツガムシ）によるヒトへの咬傷がポイントとなるが，マダニがヒトから吸血する際，病原体以外に吸血時の痛みを軽減する麻酔物質などさまざまな因子を放出することが知られている[5]．したがって，リケッチアの感染経路において重要なダニ咬傷は患者に気づかれないことが多い．また野外活動歴（畑仕事をしている，ハイキングに行くなど）はダニへの曝露という点では重要な病歴であるが，一方で自宅から一歩も出ないほぼ寝たきりの高齢者が日本紅斑熱と診断された自験例もある．ダニ咬傷歴や野外活動歴があれば，リケッチア感染症の可能性をあげるが，これらの明らかな曝露歴がなくても，リケッチア感染症を疑う症状・所見があれば，以下に述べる診断・治療のワークアップを行うべきである．

疑ったときの一手

リケッチア感染症を疑ったら，全身をくまなく診察して痂皮を探す．
1）痂皮があれば，痂皮と血液検体を遺伝子検査（行政検査あるいは研究機関）に提出し，結果を待たずにテトラサイクリン系抗菌薬で早期治療を行う．
2）痂皮がなくても，ほかに強く疑う代替診断がなければ，リケッチア感染症疑いとして，血液検体を遺伝子検査目的に提出し，結果を待たずにテトラサイクリン系抗菌薬で早期治療を行う．

痂皮を探せ！

痂皮（eschar）とはマダニ（あるいはツツガムシ）によるヒトへの刺し口のことであり，リケッチア感染症の診断に非常に重要な所見である（図2）．痂皮は腋窩や鼠径部など，注意して確認しなければ見逃してしまう部位に存在することもあり，全身をくまなく診察しないと痂皮の存在に気づかないことがある．報告によって異なるが，ツツガムシ病では50〜80％，日本紅斑熱では67〜90％に痂皮を認めるとされており[2〜4]，リケッチア感染症の全例で痂皮を認めるわけではない（したがって痂皮がなくても，それだけではリケッチア感染症を否定できない）．確定診断につながる遺伝子検査（後述）においては血液よりも痂皮を検体として行うことで感度が上昇する[6]．したがって痂皮を認めた場合には行政や研究機関に血液とともに提出する．

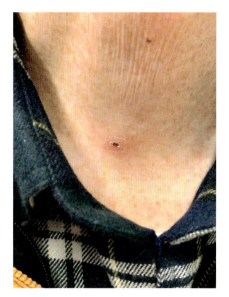

図2 ツツガムシ病患者の前頸部に認めた痂皮
同検体の遺伝子検査にて O. tsutsugamushi 56kD タンパク遺伝子が陽性と判明した．

リケッチア感染症の診断と治療：疑ったら確定診断を待たず，早期治療せよ！

　診断は日本紅斑熱，ツツガムシ病ともに抗体検査と遺伝子検査にて行われる．商業ベースでは O. tsutsugamushi の Gilliam，Karp，Kato の 3 血清型に対する抗体価のみ測定可能である．したがってツツガムシ病の遺伝子検査・他血清型に対する抗体検査，日本紅斑熱に対する検査については，最寄りの保健所を通して行政機関による検査依頼を行うことが一般的である[7]．急性期の痂皮または血液に対する遺伝子検査が診断に有用であるが，急性期の抗体検査は通常陰性となるので，2週間程度間隔を空けてペア血清による抗体価の上昇を確認することとなる．

　確定診断目的の検査結果判明は数日から1週間以上要する場合があり，治療は確定診断を待たず，早急に行う．すなわちリケッチア感染症を疑い，これらの検査を提出すると同時にテトラサイクリン系抗菌薬（ドキシサイクリンあるいはミノサイクリン）で加療を開始する．代替薬など治療の詳細は他書に譲るが，妊産婦や小児などテトラサイクリン系抗菌薬が原則禁忌となる患者においてもテトラサイクリン系抗菌薬の使用を患者と十分に相談のうえ，検討する．

症例

60代女性，和歌山県在住
主訴：発熱，左鼠径部痛
病歴：X－5日，飼い猫に右手を咬まれ，翌日に左鼠径部痛が出現した．X－3日から38℃の発熱が出現し，頭痛，頸部痛も出現したため，当院救急外来を受診．動物咬傷後の発熱であり，アモキシシリン/クラブラン酸内服が処方された．X日に手掌を含めた四肢・体幹に紅斑が出現し，当院救急外来を再受診した．
検査所見：WBC 4,200/μL，Hb 13.3 g/dL，Plt 12万/μLと血小板減少を認め，AST 54 IU/L，ALT 47 IU/L，LDH 352 IU/L，CRP 4.8 mg/dLと肝障害，炎症反応高値を認めた．

初診時のアセスメント

当初動物咬傷後の細菌感染症＋抗菌薬投与による薬疹が疑われていたが，病歴聴取をし直すと，2ヵ月前に同居の夫が日本紅斑熱に罹患していたことが判明した．本人も発症の1週間前に自宅の庭で草刈りを行っていたことがわかった．この野外活動歴に加え，全身の皮疹・肝障害・血小板減少から日本紅斑熱を含めたリケッチア感染症を強く疑った．

マネジメント

詳細に診察すると右前腕に痂皮を疑う皮疹を認めた．入院のうえ，ミノサイクリン点滴を開始したところ，すみやかに解熱した．ミノサイクリン投与前に採取した全血・痂皮を行政検査に提出したところ，*R. japonica*関連遺伝子（*ompA*，*gltA*）がともに陽性と判明し，日本紅斑熱と診断した．

参考文献

1) 国立感染症研究所：注目すべき感染症 ダニ媒介感染症：つつが虫病・日本紅斑熱. IDWR, 36, 2021.
https://www.niid.go.jp/niid/ja/id/419-disease-based/na/jsf.html?start=1
2) 国立感染症研究所：日本紅斑熱 1999〜2019年. IASR, 41：133-135, 2020.
https://www.niid.go.jp/niid/ja/jsf-m/jsf-iasrtpc/9809-486t.html
3) 馬原文彦：日本紅斑熱の臨床所見と治療. IASR, 20, 1999.
https://idsc.niid.go.jp/iasr/20/235/dj2351.html
4) Bennett JE, et al：Mandell, Douglas, and Bennett's principles and practice of infectious diseases, 9th edition, Elsevier, 2019.
5) 佐藤(大久保)梢, 他：ダニ媒介性感染症 ―国内に常在する感染症を主に―. 衛生動物, 70：3-14, 2019.
6) 国立感染症研究所：リケッチア感染症診断マニュアル, 令和元年6月版, 2024.
https://www.niid.go.jp/niid/images/lab-manual/Rickettsia20190628.pdf
7) 福井大学 感染制御部：リケッチア症診療の手引き. 2019.
https://www.hosp.u-fukui.ac.jp/wp-content/uploads/r-tebiki20190422.pdf

見逃したくない感染症リスト

重症熱性血小板減少症候群（SFTS）

忽那賢志

大阪大学大学院医学系研究科 感染制御学／大阪大学医学部附属病院 感染制御部・感染症内科

Point

- SFTSは日本を含む東アジアに流行するダニ媒介性ウイルス感染症であり，高い致死率を有する．
- 早期診断には血小板減少や白血球減少，発熱と消化器症状の組み合わせが重要である．
- 鑑別診断では，日本紅斑熱やツツガムシ病と異なり，発疹を伴わないことが多い．
- 治療は支持療法が中心であるが，ファビピラビルが2024年に日本で承認され，治療選択肢が拡大した．

概要

疫学

重症熱性血小板減少症候群（severe fever with thrombocytopenia syndrome：SFTS）は，2011年に中国で初めて報告された新興感染症であり，ダニ媒介性のウイルス感染症である[1]．日本では2013年に初の国内症例が確認され，それ以降，西日本を中心に毎年数十〜百例程度の症例が報告されている[2]．2023年の累計報告数は約950例であり，高齢者の致死率は20〜30％と高い[3]．韓国や中国でも流行が継続しており，とくに中国では年間数百例が発生している[4]．

微生物（病原体）

SFTSの原因病原体はSFTSウイルス（SFTSV）であり，ブニヤウイルス目フェヌイウイルス科バンダウイルス属に分類されるRNAウイルスである[1]．ダニを介した媒介感染が主な伝播経路であり，とくにフタトゲチマダニ（*Haemaphysalis longicornis*）が重要なベクターとして知られている[2]．また，SFTSVはウイルス血症が高度になるため，患者の血液や体液への曝露によるヒト‐ヒト感染も報告されており，医療従事者の感染対策が必要である[3]．

疑うきっかけ

臨床症状

　　SFTSの潜伏期はダニ刺咬後6〜14日間である[4]．発症は急性で，高熱(38〜40℃)，全身倦怠感，食欲不振，頭痛が初発症状として多い．消化器症状(嘔気，嘔吐，下痢，腹痛)を伴うことが特徴的であり，発熱と消化器症状の組み合わせは診断の手がかりとなる[5]．重症化すると，意識障害，出血傾向，肝機能障害，腎障害，多臓器不全に至ることがある[6]．

鑑別診断

　　SFTSの臨床像は，日本紅斑熱やツツガムシ病などのリケッチア症と類似するが，発疹を伴わないことが多く，CRP (C-reactive protein)の上昇が少ない点が鑑別に有用である[7]．Kawaguchiらの研究では，CRP値が正常範囲にある場合，SFTSと日本紅斑熱を鑑別する感度は95％，特異度は97％とされている[6]．一方，日本紅斑熱では典型的な発疹と刺し口(黒色痂)がみられることが多い[7]．

疑ったときの一手

診　断

　　SFTSの診断は臨床症状と検査所見を組み合わせて行う．血液検査では白血球減少，血小板減少，肝酵素(AST，ALT)上昇，LDH上昇が特徴的である[5]．確定診断にはPCR法によるSFTSVの遺伝子検出が必要であり，日本では国立感染症研究所および地方衛生研究所で実施可能である[8]．

治　療

　　SFTSに対する特異的な治療法は確立されていないが，2024年にファビピラビル(favipiravir)が日本で承認された[8]．ファビピラビルはRNAポリメラーゼ阻害薬であり，動物実験および臨床研究でSFTSウイルスに対する抗ウイルス効果が示されている[9]．Suemoriらの多施設共同試験によれば，ファビピラビルを投与されたSFTS患者群では28日死亡率が17.3％に低下し，とくに早期投与による有効性が示唆されている[10]．

　　重症例では集中治療が必要となる．輸液管理，血小板輸血，人工呼吸管理，DIC治療を含む支持療法が基本となる[6]．また，ヒト-ヒト感染のリスクを考慮し，医療従事者は適切な感染対策を実施することが求められる．

予　防

　　SFTSの予防にはダニ刺咬を避けることが最も重要である．流行地域では長袖・長ズボンの着用，ディートやイカリジンを含む忌避剤の使用が推奨される[3]．また，感染動物の

体液に接触しないようにすることも必要である[8]．現時点ではSFTSウイルスに対するワクチンは存在しないが，開発が進められている[9]．

参考文献

1) Yu XJ, et al：Fever with thrombocytopenia associated with a novel bunyavirus in China. N Engl J Med, 364：1523-1532, 2011.
2) Kobayashi Y, et al：Severe fever with thrombocytopenia syndrome, Japan, 2013-2017. Emerg Infect Dis, 26：692-699, 2020.
3) 令和6年度厚生労働行政推進調査事業費補助金 新興・再興感染症及び予防接種政策推進研究事業 —類感染症等の患者発生時に備えた臨床対応及び行政との連携体制の構築のための研究：重症熱性血小板減少症候群（SFTS）診療の手引き 2024年版. 2024.
https://dcc.ncgm.go.jp/prevention/resource/2019SFTS.pdf
4) Ogawa T, et al：Analysis of differences in characteristics of high-risk endemic areas for contracting Japanese spotted fever, tsutsugamushi disease, and severe fever with thrombocytopenia syndrome. Open Forum Infect Dis, 11：ofae025, 2024.
5) Yuan Y, et al：Clinical efficacy and safety evaluation of favipiravir in treating patients with severe fever with thrombocytopenia syndrome. EBioMedicine, 72：103591, 2021.
6) Kawaguchi T, et al：Impact of C-reactive protein levels on differentiating of severe fever with thrombocytopenia syndrome from Japanese spotted fever. Open Forum Infect Dis, 7：ofaa473, 2020.
7) Sun Y, et al：Host cytokine storm is associated with disease severity of severe fever with thrombocytopenia syndrome. J Infect Dis, 206：1085-1094, 2012.
8) 加藤康幸, 他：重症熱性血小板減少症候群（SFTS）診療の手引き2024年版, 2024.
https://www.mhlw.go.jp/content/10900000/001229138.pdf
9) Tani H, et al：Efficacy of T-705（favipiravir）in the treatment of infections with lethal severe fever with thrombocytopenia syndrome virus. mSphere, 1：e00061-15, 2016.
10) Suemori K, et al：A multicenter non-randomized, uncontrolled single arm trial for evaluation of the efficacy and the safety of the treatment with favipiravir for patients with severe fever with thrombocytopenia syndrome. PLoS Negl Trop Dis, 15：e0009103, 2021.

見逃したくない感染症リスト

レプトスピラ症

谷崎隆太郎
市立伊勢総合病院 内科・総合診療科

Point

- 海外の熱帯地域や沖縄への渡航歴，淡水・動物・土壌曝露などがあれば鑑別にあげる．
- 診断には特殊な検査が必要であり，地域の保健所に相談し，血清を保存しておく．
- 治療はペニシリンやドキシサイクリンなどが有効だが，治療後にJarisch-Herxheimer反応が起き得る．

概　要

　レプトスピラ症は，*Leptospira* spp. によって引き起こされる細菌感染症である．世界中でみられる感染症だが，とくにアジア，アフリカを中心とした熱帯地域で多い人獣共通感染症である．レプトスピラはネズミに保菌されていることが有名だが，イノシシ，ブタ，ウシ，イヌなどさまざまな動物の腎尿細管内に保菌されており，それらの動物の尿を通じて人間に感染する．淡水中や湿潤した土壌中で数ヵ月生存できるため，動物との直接の接触歴がなくとも，汚染された土壌との接触歴があれば感染し得る．主な感染経路は小さな傷のある皮膚からの経皮感染であり，経口感染もあり得る[1]．つまり，カヌーやラフティングなどの淡水レジャー，河川作業，農作業，下水処理，動物の尿に触れる機会のある作業，動物の尿で汚染される可能性のある土壌を処理する作業などがレプトスピラの感染リスクとなる．ただし，ヒト-ヒト感染はきわめてまれである．

疫　学

　わが国におけるレプトスピラ症は年間30〜40例程度とまれな疾患であり，輸入例もあるが国内発症例のほうが圧倒的に多い．2016年1月〜2022年10月の約6年半で届出されたレプトスピラ症は合計273例あり，国内の推定感染地は沖縄県が63％と最多で，ついで鹿児島県が6％と多かった[2]．また，海外では台風や大雨，洪水などの後にレプトスピラ症の発生数が増加することが度々報告されているが[3]，日本国内でも2018年7月の尼崎市の豪雨[4]や2019年10月の福島県での台風による洪水でレプトスピラ症が発生した例[5]が報告されている．

表1 わが国におけるレプトスピラ症の臨床症状

臨床症状	頻度（％）	臨床症状	頻度（％）
発　熱	90	関節痛	25
悪　寒	84	下　痢	21
悪寒戦慄	42	咳	16
頭　痛	76	腹　痛	11
筋肉痛	48	出血症状	5
嘔　吐	40		

（文献6）より）

臨床症状

　レプトスピラ症は潜伏期間2〜20日間で発症する（表1）[6]．そのほとんどが軽症のため医療機関すら受診しないといわれているが，いざ受診した際には，急性発症の発熱，倦怠感が主症状で，筋肉痛や結膜充血，黄疸，頭痛，肝脾腫などもみられる．難しいのが，咳といった呼吸器症状，嘔吐・腹痛・下痢といった消化器症状，リンパ節腫脹や皮疹（発症24時間以内に消失することもある）など，さまざまな臓器症状を呈するため[3]，1つの症状に注目しすぎるとレプトスピラ症を想起することが困難になる．レプトスピラ症の病期は，発症から1週間程度続く急性の菌血症期と，2週目以降の免疫期に分けられる．基本的には菌血症期に主な臨床症状が出現し，免疫期に抗体が産生されることにより症状は緩解に向かう．ただし，5〜10％の患者では免疫期から重症型へ移行し（通称Weil病と呼ばれる），急性腎不全や肝不全をはじめとした多臓器不全に陥り，致死率も50％に達するとされる[7]．発症初期の血中のレプトスピラの菌量の多さは重症化と関連していたとの報告があり[8]，レプトスピラの曝露量も重症化の一因とされる．

疑うきっかけ

　レプトスピラ症の臨床症状は非特異的なものが多いが，あえていうなら，眼球結膜充血を伴う全身性発熱性疾患という病像は，比較的レプトスピラ症に特徴的である．さらに黄疸と筋肉痛を伴っていれば，なおレプトスピラ症らしさが高まる．加えて，前述したレプトスピラ症の感染リスクのある病歴が聴取できれば，レプトスピラ症の確定診断を依頼するハードルはグッと下がる．血液検査所見もレプトスピラ症に特異的なものはなく，たとえば，血清CKが上昇するのは全体の半数程度である[9,10]．

疑ったときの一手

診　断

　レプトスピラ症の診断には，①コルトフ培地やEMJH培地などの特殊培地を用いた培養検査，②顕微鏡下凝集試験法による抗体検査，③全血・尿・髄液を利用したPCR法な

どがある[11]．残念ながら，これらはすべて一般的な医療機関では検査できないため，まずは近くの保健所に相談する必要がある．夜間や休日などで相談できない場合は，後日検査に提出する目的で，抗菌薬投与前の血清を保存しておくとよい．

治　療

　レプトスピラ症は薬剤耐性菌の報告がほとんどなく，救急外来でエンピリックに使用する頻度が高い抗菌薬であれば，基本的には外すことはないと考えてよい．具体的には，軽症例では経口のドキシサイクリン，ペニシリン，アジスロマイシンなどを，入院を要する例や重症例では，ペニシリンG，アンピシリン，セフトリアキソンなどの点滴をそれぞれ1週間程度投与する[12]．

　なお，治療の際には，梅毒などほかのスピロヘータ感染症と同様にJarisch-Herxheimer（JH）反応が起こり得るため，事前に患者に説明しておく必要がある．ただ，レプトスピラ症におけるJH反応については，レストスピラ症の文献すべてで記載があるわけではなく，正確な頻度はわかっていない[13]．参考までに，わが国のレプトスピラ症の最流行地である沖縄県立中部病院にレプトスピラ症の解析では，抗菌薬の事前投与がなかった28例ののうち，実に23例（82％）もの患者でJH反応がみられたと報告されている[6]．JH反応が起きた際の中央値は約2時間とのことであった．

参考文献

1) International Leptospirosis Society：LeptoFacts. https://leptosociety.org/leptofacts/
2) 国立感染症研究所：レプトスピラ症の発生状況. IASR, 44：29-30, 2023.
3) Levett PN：Leptospirosis. Clin Microbiol Rev, 14：296-326, 2001.
4) 国立感染症研究所：平成30年7月豪雨後に尼崎市内で診断されたレプトスピラ症の一例. IASR, 39：202-203, 2018.
5) 国立感染症研究所：レプトスピラ症患者の発生, 2019年－福島県. IASR, 41：102, 2020.
6) Tsuha S, et al：Clinical characteristics of laboratory-confirmed leptospirosis in Okinawa, Japan, 1974-2015：high incidence of Jarisch-Herxheimer reaction. Trans R Soc Trop Med Hyg, 110：558-565, 2016.
7) Vieira SR, Brauner JS：Leptospirosis as a cause of acute respiratory failure：clinical features and outcome in 35 critical care patients. Braz J Infect Dis, 6：135-139, 2002.
8) Limothai U, et al：The role of leptospiremia and specific immune response in severe leptospirosis. Sci Rep, 11：14630, 2021.
9) Johnson WD Jr, et al：Serum creatine phosphokinase in leptospirosis. JAMA, 233：981-982, 1975.
10) Brehm TT, et al：Epidemiology, clinical and laboratory features of 24 consecutive cases of leptospirosis at a German infectious disease center. Infection, 46：847-852, 2018.
11) 国立感染症研究所：レプトスピラ症 病原体検査マニュアル. https://www.niid.go.jp/niid/images/lab-manual/leptospirosis.ver2015-2-2.pdf.
12) Petakh P, et al：Current treatment options for leptospirosis：a mini-review. Front Microbiol, 15：1403765, 2024.
13) Guerrier G, D'Ortenzio E：The Jarisch-Herxheimer reaction in leptospirosis：a systematic review. PLoS One, 8：e59266, 2013.

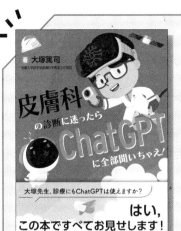

皮膚科の診断に迷ったら ChatGPT に全部聞いちゃえ！ New

著｜**大塚篤司** 近畿大学医学部皮膚科学教室主任教授

「ChatGPT はどのくらい診療に役立つのか？」

「どのように使えば，フェイクな答えを回避し，安全かつ有効でしょうか？」という核心に，わかりやすく，読めば誰でも本書のサンプルケースと同程度の水準で回答が導けるようになる一冊．プロンプトの書き方からベースとなる質問に使う画像の扱い，必ずクリアしなくてはいけない倫理面対策など，すべて伝授します！

- 定価 3,520円（本体3,200円 + 税）
- A5判 158頁
- ISBN978-4-498-06388-4

 詳しくはWebで！

Dr.下田の 呼吸器内科無双
ここから始める楽しい診療ライフ

著｜**下田真史** 結核予防会複十字病院 呼吸器内科

NEW

呼吸器内科診療，全部入り！

若手呼吸器内科医はもちろん，研修医や非専門医にも有用な「呼吸器内科診療」に必要な知識をこれでもかと詰め込み，著者のやさしくユーモアのある口調で解説する必携書が登場．疾患毎の鑑別から治療，その後のフォローまで，多数の図表で視覚的にも学習しやすく，教科書やエビデンスでは押さえきれない実臨床上の"あるある"ポイントやピットフォールも徹底カバー．PubMed で注目を集めた"中二病"論文の著者が魂を込めて執筆！

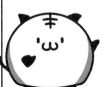

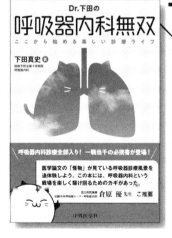

- 定価 5,500円（本体5,000円 + 税）
- A5判 388頁
- ISBN978-4-498-13068-5

 詳しくはWebで！

中外医学社 〒162-0805 東京都新宿区矢来町62　TEL: 03-3268-2701　FAX: 03-3268-2722
http://www.chugaiigaku.jp/　E-mail: sales@chugaiigaku.jp [営業部]

見逃したくない感染症リスト

海外渡航後感染症の診方
―マラリア，デング熱，腸チフスを中心に―

的野多加志
佐賀大学医学部附属病院 感染制御部

Point

- 発熱患者に対して3ヵ月以内の海外渡航歴を聴取する．
- 帰国者の発熱にはヒッカムの格言を当てはめる．
- 渡航先，潜伏期間，曝露リスクに基づいた鑑別疾患をあげる．
- 隔離や感染予防策が必要な疾患にとくに注意する．
- マラリアリスクの把握がとくに重要である．
- デング熱のcritical phaseを適正にマネジメントする．

概　要

　海外渡航後の発熱患者を診る際に最も留意すべきは，流行している感染症や土着の病原体が国や地域ごとに異なるという点である．たとえば，インフルエンザは北半球では1～2月頃，南半球では7～8月頃に流行し，熱帯亜熱帯地域では雨季を中心に年中発生している．また，リーシュマニア症，シャーガス病，住血吸虫症など先進国では発生頻度の低い風土病，いわゆる顧みられない感染症（neglected tropical diseases）が流行している地域もある．すなわち，渡航した国や地域の感染疫学を意識した臨床推論が求められるのだ．
　マラリアやデング熱などに代表される発熱性熱帯感染症の多くは，上気道症状を伴わないインフルエンザ様症状を呈する．この症状は，病原体が全身をめぐる原虫血症，ウイルス血症，菌血症によるものであり，臓器特異的な症状に欠ける．また，一般培養検査では検出困難な病原体も多く，診断エラーが起こりやすい．

疑うきっかけ

　帰国後発熱患者の原因に迫るためには，**病原体を意識した病歴聴取がとくに重要だ**．まず，**渡航した国・地域の旅程や場所を詳しく聴取する**．国や地域における流行疾患（感染疫学）の検索ツールとして，FORTH（厚生労働省検疫所）やアメリカ疾病予防管理センター（Centers for Disease Control and Prevention：CDC）のTravelers' Healthなどがあるが，なかでもスコットランド公衆衛生局のFitfortravelの使い勝手がよくお勧めである[1]．また，

表1 潜伏期間をもとにした鑑別疾患

潜伏期間	疾　患
10日間以内	デング熱，旅行者下痢症，インフルエンザ，COVID-19，ウイルス性出血熱，リケッチアなど
11〜21日間	マラリア，腸チフス・パラチフス，レプトスピラ症，ウイルス性肝炎（A/E型），腸管原虫感染症，糞線虫症など
30日以上	マラリア，結核，HIV，ウイルス性肝炎，住血吸虫症，フィラリア症，アメーバ性肝膿瘍など

（文献3）より改変）

表2 予防策や病原体の曝露を意識した病歴聴取

- ☑ 過去の海外渡航歴
- ☑ トラベラーズワクチン接種歴
- ☑ マラリア予防内服
- ☑ 渡航形態
- ☑ 宿泊場所
- ☑ シックコンタクト
- ☑ 飲食歴
  ミネラルウォーター，氷，生野菜，カットフルーツ，生肉，生魚介類
- ☑ 曝露歴
  淡水，海水，動物，節足動物ならびに忌避剤（DEETなど）使用の有無
- ☑ 性行為歴

リアルタイムに流行している疾患をProMED-mail alertを用いて検索することもできる[2]．

次に，旅程と発症日をもとに算出した**潜伏期間に応じて鑑別疾患をあげていく**（表1）[3]．旅行者下痢症，インフルエンザ，COVID-19など見慣れた疾患から，デング熱，ウイルス性出血熱，マラリアなど見落としてはいけない疾患を網羅的にあげていく．注意すべきは，**帰国後発熱患者では，偶然に複数の疾患に罹患し得るヒッカムの格言を当てはめる**という点である．すなわち，インフルエンザが確定したとしても，デング熱をさらに否定しにいく必要があるのだ．

さらに，渡航の擬似体験ができるほど詳細な病歴を聴取することで，病原体の曝露歴を把握し，検査前確率を見積もる（表2）．とくに，友人や親族を訪問する旅行形態（visiting friends and relatives：VFR）は感染のリスクが高い．

疑ったときの一手

海外から輸入される感染症のなかには，麻疹，結核，水痘，薬剤耐性菌，ウイルス性出血熱，中東呼吸器症候群（middle east respiratory syndrome：MERS）など感染対策が必要な疾患も隠れている．そのため，皮疹の有無や現地での医療曝露歴など重要な情報をあらかじめ聴取し，**患者隔離の必要性を真っ先に評価する**（図1）．次に，致死的な疾患であるマラリアリスクから順に評価していく．

マラリア

マラリアの語源はイタリア語のmal-aria（悪い空気）に由来する．古代ローマ以降，沼からの蒸気によって罹患すると考えられていたからである（実際には湿地帯に蚊が多く生息していたのだが……）．マラリアは世界で年間2億6,300万人が発症し，約60万人が死亡している（2023年時点）[4]．ヒトに感染するマラリア原虫には，熱帯熱マラリア原虫，三日熱マラリア原虫，卵形マラリア原虫，四日熱マラリア原虫に加え，サルマラリア原虫が含まれる．メスのハマダラカは，産卵のために主に夕方以降や夜間に吸血する．吸血の

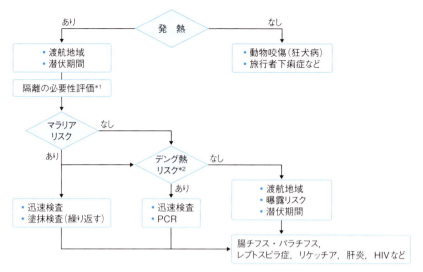

図1 海外渡航後感染症の診かた
＊1：ウイルス性出血熱，MERS，新型インフルエンザ，結核，麻疹，水痘，耐性菌など．
＊2：チクングニア熱，ジカウイルス感染症を含む．

際，唾液腺にいるスポロゾイトが体内に注入され，肝細胞内で分裂する．血中に放出されたメロトゾイトは，輪状体→栄養体→分裂体の経過をたどり，赤血球膜を破壊して新たな赤血球へと侵入する．この赤血球が破裂した際に発熱を呈する．そのサイクルは原虫によって異なり，原虫量が多く致死的な熱帯熱マラリアから，周期性を示す三日熱や四日熱マラリアなどの疾患バリエーションを生む[5]．

潜伏期間は12〜14日（報告では7〜30日以上）である（表1）．まず，マラリア流行地域の概略をFitfortravelのDestinations > Malaria Mapで把握する．必要に応じて，Malaria Atlas ProjectのDataからより詳細な疫学情報を得る[6]．採血では，血小板減少やビリルビン上昇がみられる．潜伏期間と流行地域が合致し，マラリアを疑う場合は，**血液塗抹検査（ギムザ染色）を12〜24時間ごとに3回繰り返す**．非重症マラリアの場合は，アルテメテル・スメファントリン配合薬もしくはアトバコン・プログアニル塩酸塩を3日間処方する．吸収率を上げるために乳製品などの高脂肪の飲食物と一緒に服用させる．治療開始後は連日血液塗抹検査を実施し，原虫消失を確認する．三日熱，卵形マラリアでは，肝休眠期の原虫を根治するため，プリマキン酸塩14日間の追加治療を行う．G6PD欠損症患者では溶血性貧血を発症するリスクがあるため，プリマキン酸塩投与前にはG6PD活性を測定する．高原虫血症（＞2％）など重症マラリアの所見（表3）[7]がある場合は，熱帯病治療薬研究班の施設に紹介し，グルコン酸キニーネ注射薬を用いて治療する[7,8]．

デング熱

デング熱は，ネッタイシマカ，ヒトスジシマカによる蚊媒介性疾患であり，年間推計1〜4億人が感染している[9]．近年，世界的に発生数が増加し，再興感染症として注目を

表3 重症マラリアの所見

臨床所見
意識障害，疲はい，けいれん，ショック，肺水腫，出血傾向，黄疸

検査所見
貧血，低血糖，アシドーシス，高原虫血症（＞2％），腎不全

（文献7）より作成）

表4 重症デング熱を示唆するwarning sign

- 腹痛，圧痛
- 持続する嘔吐
- 体液貯留
- 粘膜出血
- 嗜眠，不穏
- 肝腫大（＞2 cm）
- 血小板減少を伴うHct上昇

集めている．潜伏期間は4～7日（範囲3～14日）である（表1）．採血では，血小板減少や血管透過性亢進に伴うヘマトクリットの上昇がみられる．**特徴的な全身性紅斑は解熱期に出現する**．熱帯・亜熱帯地域の都市部でも流行しており，潜伏期間が合致している発熱患者に対して，積極的に迅速抗原・抗体キット（保険適用）を用いて検査を行う．管轄保健所に相談し，行政検査（PCR法）を依頼することもできる．

診断確定後は，入院もしくは連日受診し，血小板とヘマトクリットを毎日測定したうえで，重症デング熱のサイン（warning sign）を確認する（表4）．血小板減少による出血ならびに血管透過性亢進による臓器浮腫・体液貯留を特徴する**重症デング熱は，解熱し紅斑が出現する時期が最も発症リスクが高い（critical phase）**．重症デング熱では，迅速に結果を得ることのできる血液ガスを用いてヘマトクリットを頻回に測定し，WHOのガイドラインに準じて積極的に輸液負荷を行う[10]．

流行地域が重なるチクングニア熱やジカウイルス感染症とデング熱を区別する意義は高い．チクングニア熱はデング熱と異なり厳密な急性期管理は不要である．しかし，25～75％で慢性関節痛へ移行するため，患者への情報提供を要する．また，ジカウイルス感染症は胎児奇形のリスクがあり，性行為でも伝播し得るため，感染後の避妊を指導する（男性：3ヵ月，女性：2ヵ月）．近年，中南米地域を中心に発生しているオロプーシェ熱も鑑別疾患にあげる．これらデング熱類似疾患に関しては，管轄保健所に相談し，行政検査（PCR法）の実施を依頼する．

腸チフス

腸チフスはチフス菌に汚染された水や食品を介して経口感染する．水質や衛生環境が整っていない熱帯・亜熱帯地域を中心に年間1,432万人が罹患し，13万人以上が死亡している[11]．潜伏期間は，7～14日（報告によっては3～60日）であり（表1），日本への輸入事例は，南アジア由来が最も多い．チフス菌は細胞内寄生菌であり，急性期の主な病態は菌血症である．腹部症状の頻度は，下痢（49～55％），便秘（30～40％），腹痛（30～40％）ほどである．その他，頭痛（38～94％），関節痛（20～76％），咳嗽（21～45％）などの症状を呈する．比較的徐脈，バラ疹，脾腫は古典的3徴といわれている．総じて，**2ヵ月（とくに1～2週間）以内にアジア，アフリカ，中南米に渡航歴のある発熱患者に対して，血液培養ならびに便培養を提出する**．骨髄液からの培養検出率は高く，尿，バラ疹，十二指腸液からの検出も可能である．薬剤耐性や再発，慢性キャリアなどのリスクもあるため，培養

検査を繰り返し，診断を確定させてから治療を開始することが望ましい．

薬剤感受性判明まではセフトリアキソン点滴静注もしくはアジスロマイシン内服（保険適用外）を使用する．ただし，パキスタンならびにイラクは基質特異性拡張型βラクタマーゼ（extended-spectrum β-lactamase：ESBL）産生チフス菌のリスクが高く，カルバペネム系薬点滴静注やアジスロマイシン内服を含むレジメンを使用する．フルオロキノロン系薬が感性の場合は経口スイッチし，計10～14日間投与する．セフトリアキソンで最後まで治療する場合は，再発リスクの観点から計10～14日以上かつ解熱後5日以上継続する．通常，適切な抗菌薬を開始しても5日ほど発熱が持続する．7日を超えて発熱が持続する場合は，臨床的治療失敗と考え，血液培養の再検ならびに合併症の画像検索（回盲部病変，感染性動脈瘤，化膿性脊椎炎など）を行い，抗菌薬の変更や追加を検討する．また，チフス脳症やショックを伴う重症例に対しては，ステロイド投与（デキサメタゾン初回3 mg/kg，その後1 mg/kg 6時間ごと：計2日間）を検討する．

適切な治療を行っても1～3週間後に5～10％が再発するため[12]，1ヵ月以内に発熱が再燃した場合は受診するよう情報提供する．また，**2～5％は1年以上も便や尿から菌を排出する慢性キャリアとなる．**日本では1ヵ月以降経過した時点で保健所から排菌確認（便培養検査3回）を指示される旨も患者に伝えておく．

おわりに

海外渡航後の鑑別疾患のあげ方は国内における発熱診療とは一味違う．兎にも角にも，グローバル化の進む時代において**発熱患者に対して3ヵ月以内の海外渡航歴を聴く**ことが最も重要である．困った際には，日本渡航医学会の帰国後診療医療機関リストなどを参照し，地域の専門家に気軽に問い合わせることをお勧めする[13]．

参考文献

1) Public Health Scotland：Fitfortravel.
   https://www.fitfortravel.nhs.uk/home
2) ProMED：International Society for Infectious Diseases.
   https://promedmail.org
3) Spira AM：Assessment of travellers who return home ill. Lancet. 361：1459-1469, 2003.
4) World Health Organization：Malaria.
   https://www.who.int/news-room/fact-sheets/detail/malaria
5) White NJ, et al：Malaria. Lancet. 383：723-35, 2014.
6) The Kids Research Institute Australia：Malaria Atlas Project.
   https://malariaatlas.org/our-work/
7) 日本医療研究開発機構 新興・再興感染症に対する革新的医薬品等開発推進研究事業「わが国における熱帯病・寄生虫症の最適な診断治療予防体制の構築」（熱帯病治療薬研究班）：寄生虫症薬物治療の手引き―2020―.
   https://jsparasitol.org/wp-content/uploads/2022/01/tebiki_2020ver10.2.pdf
8) 熱帯病治療薬研究班：マラリア診断・治療・予防の手引き第4版. 2017.
   https://www.nettai.org/資料集/
9) World Health Organization：Dengue and severe dengue.
   https://www.who.int/news-room/fact-sheets/detail/dengue-and-severe-dengue
10) World Health Organization：Dengue guidelines, for diagnosis, treatment, prevention and control.
    https://www.who.int/publications/i/item/9789241547871

11) GBD 2017 Typhoid and Paratyphoid Collaborators：The global burden of typhoid and paratyphoid fevers：a systematic analysis for the Global Burden of Disease Study 2017. Lancet Infect Dis, 19：369-381, 2019.
12) Crump JA, et al：Epidemiology, clinical presentation, laboratory diagnosis, antimicrobial resistance, and antimicrobial management of invasive salmonella infections. Clin Microbiol Rev, 28：901-937, 2015.
13) 日本渡航医学会：帰国後診療医療機関リスト．
http://jstah.umin.jp/03posttravel/index.htm#t41

見逃したくない感染症リスト

糞線虫症

松尾裕央
大阪大学医学部附属病院 感染制御部／感染症内科

Point
- 糞線虫感染は患者の出身地や居住歴から疑う．
- 市中なのに肺炎の起因菌がグラム陰性桿菌であったり，髄膜炎の起因菌が腸球菌であったりというような，なんだか違和感のある菌体が起因菌だったときは糞線虫の存在を想起する．
- 浸淫地の出身・居住歴のある方へ免疫抑制剤を使用した後に罹患した感染症を診療するときは糞線虫の存在を想起する．
- 糞線虫を迅速に診断するには便の直接検鏡（生スメア）や痰・便のグラム染色を行う．
- 細菌感染の治療を行いながら駆虫も行うことが重要．

概　要

　感染源がよくわからないグラム陰性桿菌菌血症を診療するときに想起する背景疾患として糞線虫感染がある[1]．聞き慣れない寄生虫かもしれないが，日本でも感染する可能性のある虫体である[2]．
　再発するグラム陰性桿菌菌血症[3]，腸球菌による髄膜炎[4]，グラム陰性桿菌による髄膜炎[5]，血液培養からグラム陰性桿菌が出た市中肺炎[6,7]などを診療したときに背景疾患として疑う寄生虫である．
　糞線虫感染の特徴は3つある．1つ目は半分以上が無症状あるいは症状があっても軽微で非特異的なものであること，2つ目は自家感染という感染形態によって治療しないと数十年間感染し続けることがあること（これはいわゆる慢性感染という状態であり無症状のことが多いのだが，症状を起こすこともある），3つ目は免疫抑制患者が感染すると死亡率が60〜70％である重症感染症（過剰感染［hyperinfection］に伴う播種性［disseminated］糞線虫感染症）に進展することである[8]．
　日常診療において糞線虫をどのように疑うか，疑ったらどうすればいいのかについてを中心に解説する．

糞線虫とは

　糞線虫は多細胞生物である蠕虫のなかの線虫に分類される．糞線虫といえば，*Strongyloides*

*stercoralis*である．そのほかには亜種としてアフリカやアジアで報告されている猿とヒトの人畜共通感染症である*Strongyloides fuelleborni* subsp. *fuelleborni*[9,10]やパプアニューギニアでヒト感染が報告されている*Strongyloides fuelleborni* subsp. *Kellyi*[11]もある．

この亜種である*S. fuelleborni*は幼虫ではなく卵が便中に排泄され，宿主内では孵化しないために自家感染しないことが*S. stercoralis*と異なる点である[12]．診療する機会が多い*S. stercoralis*は世界で広く分布しており（図1）[13]日本国内では九州，沖縄，奄美地方が浸淫地となっている．沖縄県では糞線虫感染者が2万人以上いると推定されている[14]が，1960年代以降に生まれた方ではまれとされている．流行地に居住している方や長期間の滞在を伴うような旅行歴のある方は糞線虫の慢性感染が成立しているかもしれないために，その人の出身地や旅行歴が糞線虫感染症を疑う手がかりとなり得る．

生活環

フィラリア型幼虫（filariform larvae）がいる土を裸足で歩いたりすると，直接経皮的に侵入し感染が成立する．侵入した皮膚はかゆみを伴う発疹を呈し，larva currensと呼ばれる．フィラリア型幼虫は静脈あるいはリンパ管を通り，心臓を経由して肺に到達し，肺胞内に入ると気管を遡って咽頭に到達する．咽頭では嚥下とともに食道に入り，胃を経由して十二指腸に到達する．その経路以外にも腹腔内臓器や結合組織経由でも腸管内に入ることもある．そして小腸に移動した幼虫は，雌成虫となり，小腸粘膜下層に潜伏し，単為生殖で卵を産む．小腸内ではその卵からラブジチス型幼虫（rhabditiform larvae）が孵化し便とともに体外に排泄される．このラブジチス型幼虫は土壌中で雌雄のある自由生活型成虫となり，交尾を行い虫卵を産む．その虫卵から孵化したラブジチス型幼虫は土壌中で

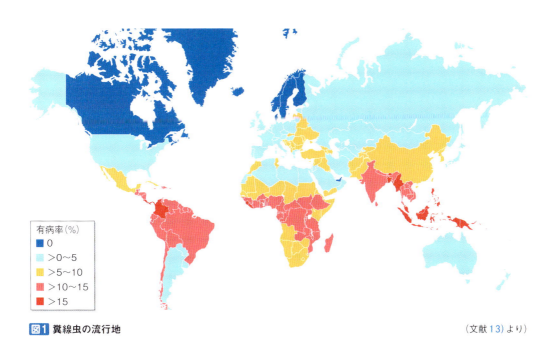

図1 糞線虫の流行地

（文献13）より）

フィラリア型幼虫に発育し，ヒトに経皮感染する．

また，ラブジチス型幼虫は腸管内でフィラリア型幼虫となり，腸粘膜あるいは肛門周囲の皮膚から再度体内に侵入する．これをautoinfection（自家感染）といい，この生活環があるために長期間にわたって体内にいるということを可能にしている[12]．自験例では，流行地域から非流行地に転居してから50年経ち，その間無症状だった糞線虫感染の方がおられた．

臨床症状

糞線虫による臨床症状は，虫体が初めて体内に入ってきた急性感染によるもの，虫体が持続的に体内にいる慢性感染によるもの，免疫抑制などを契機に重症感染症（過剰感染 [hyperinfection] に伴う播種性 [disseminated] 糞線虫感染症）に分類される．

急性感染

急性感染時の症状は，皮膚から虫卵を産み育てる腸管（多くは小腸）までの体内を移動する経路に付随して出現する．皮膚では虫体が刺入した部位に急性の膨疹やかゆみを生じることがある．それらは3週間ぐらい継続する浮腫や蕁麻疹の原因ともなることもあるために注意が必要である．糞線虫が皮膚に侵入してから1週間以内に乾性咳嗽が出現することもある．糞線虫の皮膚侵入後から3週目以降には小腸に感染が成立し，下痢・便秘・腹痛・食思不振などの消化器症状が出現するようになる[15]．

論文執筆者が自ら被験者となった急性感染の詳細な経過が1957年に日本から報告されている[16, 17]．症状の経過は鬼気迫るものがあり，一読する価値があるだろう．

慢性感染

慢性感染は自家感染のために生じる病態であるが，その症状は感染者の免疫状態に依存して変化する．そもそも慢性感染の約半数は無症状と報告されている[18]．

出現する症状としては，消化器症状が最たるもので，非特異的で軽度の腹痛や排便習慣の変化，下痢などがある．十二指腸閉塞やタンパク漏出性胃腸症などの報告もあり，炎症性腸疾患と間違われることがあることにも注意が必要であろう．

皮膚症状はまれではなく，幼虫爬行症だけではなく瘙痒症や再発性蕁麻疹などと診断されることがある．慢性感染では呼吸器症状がややまれとなるが，喘息と間違われるような再発性咳嗽や呼吸苦などもあるので注意が必要である[13]．

重症感染症（過剰感染）

重症糞線虫感染症は糞線虫の過剰感染とそれに伴う播種性感染症（hyperinfection syndrome with dissemination）に起因する．これは慢性糞線虫感染症の方がステロイドを使用したり，HTLV-1共感染などによって免疫抑制状態となり，糞線虫が過剰に増加することによって，皮膚・肺・消化管のみならずリンパ節・胆嚢・肝臓・横隔膜・心臓・膵臓・横紋筋・腎臓・卵巣・髄液・脳などさまざまな臓器に糞線虫が播種する病態である．そのような病態を呈した時は，糞線虫は読んで字のごとく糞を纏っているために，腸管内の菌体を連れて血管内を含めたさまざまな臓器に播種し，腸管内にいる細菌による菌血症や各臓器での腸管内

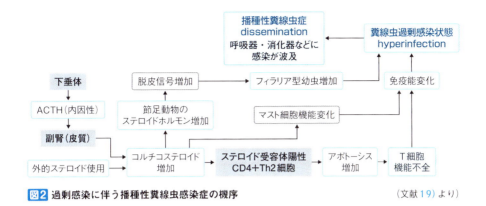

図2 過剰感染に伴う播種性糞線虫感染症の機序　　（文献19）より）

にいる細菌による感染症の原因となり得る[15]．その場合は細菌感染のみではなく糞線虫自体も治療しないと再発する疾患となる（図2）[19]．

重症糞線虫感染症の危険因子はステロイドやシクロスポリンなどの免疫抑制剤，血液悪性腫瘍，固形臓器移植，骨髄移植，HTLV-1感染，HIV感染，低ガンマグロブリン血症，先天性免疫不全，アルコール中毒，低栄養などである[20]．

疑うきっかけ

末梢血の好酸球増加が診断の一助となる[21]．しかし過剰感染に伴う播種性感染時は好酸球増加を認めないことがある[22]．ステロイド使用や細菌感染の合併により末梢好酸球数は抑制されるため，好酸球数が上昇していなくても糞線虫感染は否定されないことには注意が必要である．

診断につながる検査は便の検鏡検査である．経皮感染してから3〜4週間で便中に虫体を認めるようになる．便の直接検鏡でフィラリア型幼虫を観察することが確定診断となる．1回の便検鏡検査では70％を見逃してしまうといわれており，便検鏡検査を繰り返し行うと感度が上がる．複数の研究では3回の便検査で50％，7回の検査では100％まで感度が上がると報告している[23]．便の直接検鏡で虫体を認める感度は病期によって異なる．過剰感染であれば虫体は多く感度が上がるが感染初期や慢性感染では虫体が少なく感度は下がる．ある報告では，便の直接検鏡よりも十二指腸液の直接検鏡のほうが感度がよかったことを示している[23,24]．

迅速性は劣るが，簡便で感度の高い検査として糞便を細菌培養に用いる寒天培地に乗せる方法がある（図3）[25,26]．注意点として糞線虫は培地のシャーレを乗り越えて周囲を汚染してしまうことである．筆者はそれを避けるために，既報に準じる形で虫体が死滅する液体を独自に開発し，培養を安全に行っていた．そのほか痰や便のグラム染色でも虫体を確認することができる（図4）．

侵襲的な検査としては，皮膚生検や腸粘膜生検などがある．ただし十二指腸粘膜生検の感度は68％との報告[27]もあり，陰性でも否定はされないことに注意は必要だろう．

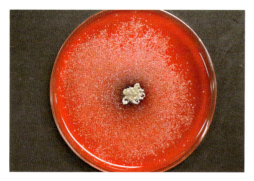
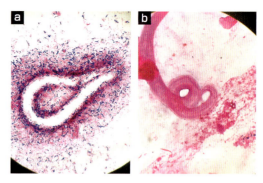

図3 普通寒天平板培地法
筆者は血液寒天培地を使用している．寒天の上に便から泳ぎ出た糞線虫の線状に動いた跡が残る．そしてそこに細菌のコロニーが形成される．

図4 グラム染色
ⓐ：便のグラム染色．虫体は脱落しており，いた跡しか残っていない．腸管内の細菌を纏っていたことがよくわかる．
ⓑ：痰のグラム染色．赤く染まった螺旋系の構造物が糞線虫．

血清抗体検査が利用可能な国もあるが，日本では行えない検査である．

糞線虫感染を疑った場合は，便や痰の直接検鏡やグラム染色を行う．ただ採取してからなるべく早く検鏡を行わないと虫体が弱ってしまうために検出感度が低下してしまうことには注意が必要であろう．

疑ったときの一手

治療はイベルメクチンが第一選択薬となる．イベルメクチンを1回0.2 mg/kg 1日1回内服し，自家感染があるために2週間後に同量を再度内服する．この合計2回がわが国の寄生虫症薬物治療の手引きでは基本的な治療としている．また，免疫不全者，過剰感染時や再発時は糞線虫の排泄をみながら1〜2週間間隔に4回以上内服し，虫体排泄の陰性化を確認し終了とするとしている[14]．

また，2日間連続での内服を基本として，免疫不全者には加えて2週間後に再度2日間内服させるという方法を行う専門家もいる．アメリカ疾病予防管理センター（Centers for Disease Control and Prevention：CDC）では過剰感染に伴う播種性感染時は2週間連日内服する方法を推奨[28]している．

おわりに

糞線虫感染を疑うきっかけは，通常腸管内にいる細菌が一般的に感染しないような場所に感染を成立させていること，糞線虫の浸淫地の出身歴や居住歴のある方が免疫抑制状態となったときに発症した感染症・感染症の原因菌とその感染臓器に違和感があるときなどであろう．

疑ったときはまず便や痰の直接検鏡やグラム染色で虫体を見つけることが診断につながる．

参考文献

1) Al-Hasan MN, et al：Invasive enteric infections in hospitalized patients with underlying strongyloidiasis. Am J Clin Pathol, 128：622-627, 2007.
2) Mukaigawara M, et al：Clinical characteristics of disseminated strongyloidiasis, Japan, 1975-2017. Emerg Infect Dis, 26：401-408, 2020.
3) Morris CJ, et al：Recurrent *Klebsiella* bacteremia due to chronic strongyloidiasis in the context of cirrhotic hepatopulmonary syndrome. BMJ Case Rep, 16：e255656, 2023.
4) Cosimi L, et al：Enterococcal meningitis associated with *Strongyloides* infection：a case report and literature review. Infez Med, 31：583-590, 2023.
5) Tabacof J, et al：*Strongyloides* hyperinfection in two patients with lymphoma, purulent meningitis, and sepsis. Cancer, 68：1821-1823, 1991.
6) Newberry AM, et al：*Strongyloides* hyperinfection presenting as acute respiratory failure and gram-negative sepsis. Chest, 128：3681-3684, 2005.
7) Shorman M, Al-Tawfiq JA：*Strongyloides stercoralis* hyperinfection presenting as acute respiratory failure and Gram-negative sepsis in a patient with astrocytoma. Int J Infect Dis, 13：e288-291, 2009.
8) Buonfrate D, et al：Severe strongyloidiasis：a systematic review of case reports. BMC Infect Dis, 13：78, 2013.
9) Janwan P, et al：Possible transmission of *Strongyloides fuelleborni* between working southern pig-tailed macaques (*Macaca nemestrina*) and their owners in southern Thailand：molecular identification and diversity. Infect Genet Evol, 85：104516, 2020.
10) Thanchomnang T, et al：First molecular identification and genetic diversity of *Strongyloides stercoralis* and *Strongyloides fuelleborni* in human communities having contact with long-tailed macaques in Thailand. Parasitol Res, 116：1917-1923, 2017.
11) Ashford RW, et al：*Strongyloides fuelleborni kellyi*：infection and disease in Papua New Guinea. Parasitol Today, 8：314-318, 1992.
12) Centers for Disease Control and Prevention：Strongyloidiasis.
https://www.cdc.gov/dpdx/strongyloidiasis/index.html
13) Gordon CA, et al：Strongyloidiasis. Nat Rev Dis Primers, 10：6, 2024.
14) 日本医療研究開発機構 新興・再興感染症に対する革新的医薬品等開発推進研究事業「わが国における熱帯病・寄生虫症の最適な診断治療 予防体制の構築」：寄生虫症薬物治療の手引き. 2020.
15) Krolewiecki A, Nutman TB：Strongyloidiasis：A neglected tropical disease. Infect Dis Clin North Am, 33：135-151, 2019.
16) Tanaka H：Studies on strongyloidiasis (3) clinical studies of experimental and natural infections. Juntendo Medical Journal, 3：155-162, 1957.
17) Freedman DO：Experimental infection of human subject with *Strongyloides* species. Rev Infect Dis, 13：1221-1226, 1991.
18) González A, et al：Clinical and epidemiological features of 33 imported *Strongyloides stercoralis* infections. Trans R Soc Trop Med Hyg, 104：613-616, 2010.
19) Vadlamudi RS, et al：Intestinal strongyloidiasis and hyperinfection syndrome. Clin Mol Allergy, 4：8, 2006.
20) Keiser PB, Nutman TB：*Strongyloides stercoralis* in the immunocompromised population. Clin Microbiol Rev, 17：208-217, 2004.
21) Mitchell T, et al：Impact of enhanced health interventions for United States-bound refugees：evaluating best practices in migration health. Am J Trop Med Hyg, 98：920, 2018.
22) Geri G, et al：*Strongyloides stercoralis* hyperinfection syndrome：a case series and a review of the literature. Infection, 43：691-698, 2015.
23) Siddiqui AA, Berk SL：Diagnosis of *Strongyloides stercoralis* infection. Clin Infect Dis, 33：1040-1047, 2001.
24) Goka AK, et al：Diagnosis of *Strongyloides* and hookworm infections：comparison of faecal and duodenal fluid microscopy. Trans R Soc Trop Med Hyg, 84：829-831, 1990.
25) 安里龍二, 他：糞線虫検査としての普通寒天平板培地法について. 沖縄県公害衛生研究所報, 26：50-60, 1992.
https://www.pref.okinawa.jp/_res/projects/default_project/_page_/001/006/583/s26_50-60.pdf
26) 花木祐介, 他：ステロイド加療中に細菌性髄膜炎の経過を辿り糞線虫過剰症を来した1例. 臨微生物会誌, 33：39-43, 2023.
https://www.jscm.org/journal/full/03304/033040285.pdf
27) Kishimoto K, et al：Endoscopic findings of severe intestinal strongyloidiasis. Clinical Parasitology, 23：14-16, 2012.
28) Centers for Disease Control and Prevention：Clinical care of *Strongyloides*.
https://www.cdc.gov/strongyloides/hcp/clinical-care/index.html

見逃したくない感染症リスト

悪性外耳道炎（頭蓋底骨髄炎）

武藤義和
公立陶生病院 感染症内科

Point

- 高齢者の糖尿病患者の外耳道炎に散発，悪性腫瘍との鑑別が大切である．
- 起因菌は緑膿菌が多いがMRSAや真菌も報告されるため培養，病理，画像検査を積極的に行う．
- 脳神経障害を併発すると死亡率が上がるため早期診断と早期治療が鍵．

概要

悪性外耳道炎（malignant otitis externa）は悪性という名称であるが，腫瘍病変ではなく感染性疾患である．通常の外耳道炎と違い，周辺への骨髄炎に波及しながら拡大し，病態の進行が早く致死的な場合もあるため本名称となっている．古くは1838年にToulmoucheが最初の1例を報告し，1959年にはMeltzerとKelemenによる外耳道炎から側頭骨に骨髄炎を併発した症例の報告[1]があり，1968年に悪性外耳道炎という名称が初めて使用された．本疾患はまれな疾患であるが，糖尿病や血液悪性腫瘍を有する高齢者で散見され，緑膿菌やメチシリン耐性黄色ブドウ球菌（methicillin-resistant *Staphylococcus aureus*：MRSA），真菌などが起因菌になることが知られている．治療は長期の抗菌薬を用いても再燃例が多く，神経学的後遺症や，脳膿瘍，髄膜炎などの併発を起こすこともあることから，病態の正しい理解を学んでおきたい．また近年では，病態の性質や解剖学的に側頭骨骨髄炎，頭蓋底骨髄炎，壊死性外耳道炎という名称が使われることも増えてきているが，本稿では悪性外耳道炎として概説する．

疫学・病態

悪性外耳道炎は19世紀に最初に報告を受け，以降散発的に報告されているが，発生頻度としてはシステマティックレビュー[2]によると0.221～1.19例/10万人程度とされきわめてまれな疾患である．全年齢的に発症は報告されているが，高齢者や糖尿病患者，免疫不全者やHIV（human immunodeficiency virus）感染者において頻度が高いとされ，女性より男性に多く報告される．これは男性のほうが糖尿病などの疾患の有病率が高いことに起因していると考えられている．一方で小児例はほとんど報告されない．

病態は外耳道炎から骨軟骨接合部および外耳道側面の軟骨内の開口部であるサントリー

ニ裂孔から軟部組織へ波及し，骨びらんおよび近傍組織への浸潤を引き起こし，病態の進行とともに頭蓋底，脳神経および頭蓋内構造への浸潤をきたすとされる．病変の進展する方向により，前方であれば咀嚼筋，耳下腺，顔面神経，顎関節，内方であれば上咽頭筋，舌咽神経，迷走神経，鎖骨，頸静脈孔，頭蓋骨内であれば頸静脈，内頸動脈，海綿静脈洞，後方であれば乳様突起などのように傷害される部位が変化する[3]．症状として最も多いのが改善しない耳痛であり，放射状に広がる疼痛が特徴的である．さらに慢性的な頭痛，耳漏，難聴，顎関節痛などが1ヵ月以上遷延する例も報告[4]され，傷害される脳神経領域によっては顔面神経麻痺や嚥下困難などに至ることもある．また近年は外耳道病変が乏しく側頭骨病変を認めないにもかかわらず頭蓋底骨髄炎をきたす非典型例も報告されるため，画像診断の際には注意が必要である．

リスク因子としては糖尿病が最も多く，患者の90〜100％に認められる．ついで高齢やHIV感染などの免疫不全，臓器移植，悪性腫瘍などがあげられる．そのため，こういった背景をもつ患者における治療抵抗性の外耳道炎では常に疑われるべき疾患であるが，一方で20％の患者には最近の医療曝露歴がないという報告もあり，そのようなケースのなかには20年以上前の頭頸部放射線治療歴が起因となった症例[5]もあるため，長期的な解剖学的構造の変化もリスクの可能性がある．

診断・検査

前述の基礎疾患，とくに糖尿病を有する患者において耳漏，慢性的な耳痛などに加え外耳道の腫脹や肉芽腫の出現をみた場合は本疾患を疑う必要がある（図1）．採血所見ではC反応性タンパク（C-reactive protein：CRP）や白血球，血沈の上昇を認め，画像検査ではCTが骨病変の描出に優れている．MRIは発症から3日前後で画像変化を認め，CTほどの骨病変の描出に不向きであるが軟部組織病変に有用である．実際に頭蓋底骨髄炎に関するMRIの感度は90％，特異度79％とされており，近年ではPET（positron emission tomography）も使用される場合がある．わが国の50症例の検討[6]では，緑膿菌68.0％（29例），真菌10.0％（5例），MRSA 8.0％（4例），起炎菌不明8.0％（4例）であり，海外の報告でも同様の頻度で緑膿菌が多く認められる．また，鑑別診断としては外耳道がんや乳突蜂巣炎，真珠腫性中耳炎，抗好中球細胞質抗体（anti-neutrophil cytoplasmic antibody：ANCA）関連血管炎性中耳炎，結核などがあげられる．

疑うきっかけ

ERなどにおいては初診時に疑うことが難しい．耳痛などで受診した場合は通常の外耳道炎と同じため抗菌薬で様子をみることが多い．しかも外耳道所見のない例も存在するため，さらにその診断を難しくさせる．そのため，疑うべきタイミングは「遷延する耳痛などの外耳道炎症状」患者において「高齢者」，「糖尿病を有する」などの背景因子を保つ場合は積極的な頭部CTの撮影や耳鼻科へのコンサルトを行って疾患をみつけにいく必要が

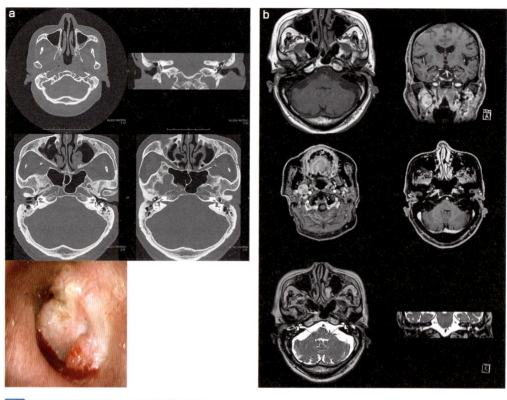

図1 悪性外耳道炎が疑われた90代男性の画像
ⓐ 頭部単純CT：右乳突蜂巣から下鼓室に軟部影が見られ，外耳道の骨壁は一部欠損し軟部影が広がっている．外耳道内は腫瘤性病変で一部閉塞している．
ⓑ 頭部MRI：左外耳道背側に径0.8×0.5cmの結節が認められ，T1強調画像で低信号，T2強調画像で中心部超高信号である．

ある．また，顔面神経麻痺などの脳神経症状を呈して来院した例に対しても本疾患は鑑別にあがるため，脳神経内科疾患のみならず外耳周囲をきちんと画像評価することが必要である．

疑った場合の一手

疾患を疑った場合，もしくは病変を認めた場合は，耳鼻科への相談と可能ならERでの耳漏培養検査も施行できるとよい．幸い基本的には急速進行性の疾患ではないため慌てる必要はないが，後述するように治療が大変長く，マネジメントも難渋しやすいので，患者へのきちんとした説明も重要である．

治療・予後

全身管理としてきちんとした血糖コントロール，外耳道の消毒，高圧酸素療法などが用いられるが，中心となる治療は抗菌薬である．基本的には培養検査で検出された菌の感受性に従い抗菌薬選択されるが，緑膿菌の頻度が高いことと骨移行性が良好であることから

キノロン系の抗菌薬が選択されることが多く，ついで第3世代セフェムなどが多く使用される．そのうえでMRSAや真菌が検出された際はそれぞれに対する有効な抗菌薬が選択される．治療期間に一定の見解はないが，4～6週間の抗菌薬では不十分な例があり，慢性骨髄炎に至れば数ヵ月から1年以上にわたり内服抗菌薬を使用される例もあるためCRPや血沈および定期的な画像検査にて病変の状態を評価しながら治療期間が検討される．手術療法に関しては一定の見解はないが，早期手術は病変の播種のリスクがあるため，可能な限り保存的加療を優先し，治療を6週間以上継続しても臨床的な改善を認めない場合に検討される．予後はよいとは言い難く，死亡率はおおむね10～25％前後に及ぶ[7]．また，再燃率は15～20％といわれるため少なくとも1年以上のフォローアップは必要であり，治療中の新規の耳漏，頭痛，脳神経障害などが認められた場合は再燃を疑って再評価をすることが肝要である．

　一般外来においては，糖尿病や免疫不全のある高齢者の耳痛，頭痛，発熱，難聴，耳漏などの症状があった場合は，髄膜炎，副鼻腔炎，中耳炎，外傷などとの鑑別をしつつ外耳道の評価を行い，本疾患の可能性があれば耳漏の培養検査を提出しながら治療導入を検討する．併存する脳神経症状や外耳道以外の症状があればCT画像なども積極的に施行する．とくに外耳道周辺の頭部CTの異常は見逃されやすいため普段から正常像を見慣れておくことは有用である．

参考文献

1) Meltzer PE, Kelemen G：Pyocuaneous osteomyelitis of the temporal bone, mandible and zygoma. Laryngoscope, 69：1300-1316, 1959.
2) Takata J, et al：Systematic review of the diagnosis and management of necrotising otitis externa：highlighting the need for high-quality research. Clin Otolaryngol, 48：381-394, 2023.
3) Kwon BJ, et al：MRI findings and spreading patterns of necrotizing external otitis：is a poor outcome predictable? Clin Radiol, 61：495-504, 2006.
4) Prasad SC, et al：Osteomyelitis of the temporal bone：terminology, diagnosis, and management. J Neurol Surg B Skull Base, 75：324-331, 2014.
5) Treviño González JL, et al：Malignant otitis externa：an updated review. Am J Otolaryngol, 42：102894, 2021.
6) 田中志昂, 他：悪性外耳道炎, 頭蓋底 骨髄炎の臨床的検討 ―本邦における50症例の検討―. 耳鼻展望, 59：177-183, 2016.
7) 高橋邦行：悪性外耳道炎（頭蓋底骨髄炎）. 日耳鼻感染症エアロゾル会誌, 7：63-68, 2019.

患者さんのための
リンパ浮腫外科的治療ガイドブック

本文に入りきらないギモンは，巻末の66個のQ&Aやコラムで解決！

リンパ浮腫の外科的治療にはどんな種類があるの？もっとよく知りたい！そんな患者さんのギモンに答える！！

編集 日本形成外科学会

2025年4月発行　138ページ
定価 2,970円（本体 2,700円+税）
ISBN：978-4-86519-829-4

目次

第1章　リンパ浮腫とは
- **PQ1** むくみがあります．リンパ浮腫でしょうか？
- **PQ2** リンパ浮腫にならないか心配です
- **PQ3** リンパ浮腫かなと思ったらどうすればよいですか？どこに相談すればよいでしょうか？

第2章　リンパ浮腫の診断
- **PQ4** リンパ浮腫かどうかを知るには、どのような検査がありますか？
- **PQ5** リンパ浮腫と診断されたら、手脚のむくみ以外に気を付ける症状はありますか？
- **PQ6** リンパ浮腫と診断されました．治療を受けるためにどのような検査をしますか？

第3章　リンパ浮腫に対する複合的治療
- **PQ7** リンパ浮腫の複合的治療について教えて下さい

第4章　リンパ浮腫に対する外科的治療
- ● 外科的治療にはどのようなものがありますか？
- **PQ8** 外科的治療の考え方と全体の流れについて教えてください
- **PQ9** リンパ管静脈吻合術(LVA)の術前に実施される複合的治療や術前の生活について教えてください
- **PQ10** リンパ管静脈吻合術(LVA)について教えてください
- **PQ11** リンパ管静脈吻合術(LVA)後の複合的治療について教えてください
- **PQ12** 血管柄付きリンパ節移植術(VLNT)の有効性と安全性について教えてください
- **PQ13** 脂肪吸引について教えてください

第5章　合併症の治療
- **PQ14** リンパ浮腫の合併症について教えてください

コラム
- わたしのむくみはリンパ浮腫かしら？でも気にしすぎかも…．相談できる人はきっと見つかります
- リンパ浮腫との適度な距離感
- リンパ管静脈吻合術(LVA)における吻合数の数え方
- リンパ管静脈吻合術(LVA)のにおける吻合部位の選び方
- リンパ管静脈吻合術(LVA)に対する高額療養費制度について
- リンパ管静脈吻合術(LVA)を受けた私の感想
- 弾性着衣を使用していて感じたこと
- 生活の中で行っている"私の工夫や対処法"

巻末 Q&A

 全日本病院出版会

〒113-0033　東京都文京区本郷 3-16-4　　Tel：03-5689-5989
www.zenniti.com　　　　　　　　　　　　Fax：03-5689-8030

第2特集

不登校に対して医師ができること

不登校支援において医師が担う役割

　わが国では少子化が進む一方，不登校の子どもの数は年々増加しています．不登校の要因は多岐にわたり，複合的で，必ずしも医学的なものがあるとは限りません．しかし不登校の子どもは不定愁訴を訴えて医療機関を受診し，その際に医療者は不登校について相談されることがあります．医学的な視点による不登校の原因の鑑別，相談内容への対応，医療者が行う心理社会的な支援，専門機関との連携，どこまで関与するのかなど考えることは多く，対応に苦慮します．

　増加する不登校児童生徒数はわが国の課題として社会全体で取り組むべきですが，そのなかで読者による医療からの支援は不登校の子どもや家族を支え，さらなる支援へつなぐ入口になります．本特集では不登校診療ガイドラインの紹介，不登校と関連の深い疾患の解説を専門家に執筆いただきました．それに加えて実践経験を共有するため，地域における不登校診療の実際や課題について一般開業医と専門家を交えた座談会を開催しましたので紹介します．本特集が不登校診療を実践するきっかけや助けになると幸いです．

編集幹事
関西医科大学総合医療センター
小児科　柳本 嘉時

特別座談会

不登校診療における臨床現場の現実と課題 ―それぞれの立場から―

柳本嘉時
関西医科大学総合医療センター
小児科

木村幸嗣
木村小児科

下山弘展
しもやま小児科

藤原一朗
藤原医院

柳本 本日はお忙しいなかお集まりいただき，ありがとうございます．関西医科大学の柳本と申します．今回，不登校に関する特集を企画することになりまして，実践的なお話を伺いたく，八尾市医師会を通じて先生がたにお声がけした次第です．

　文科省の統計データをみると，子どもの数が減っているのに不登校の割合・全体数はどんどん増えています．不登校の子どもの約7割は不定愁訴を訴え，医療機関を受診します．となると，不登校を専門としない医療機関に来る不登校の子どもは増えているはずです．そういうときに，先生方はどのように対応されているのか，あるいはどのようなことで困っているのか，専門機関に望むことなど，ご自身のエピソードも交えてお話を聞かせていただけたらと思います．まずは自己紹介をお願いします．

木村 木村小児科の木村幸嗣と申します．私はNICU（新生児集中治療室）や小児循環器科，アレルギー科などの診療に従事してきました．不登校の子どもを数多く診た経験はなく，専門的な知識があるわけでもないので，今日は自分が困っていることなどについて，お話しして，いろいろ勉強させていただきたいです．よろしくお願いいたします．

下山 八尾市で小児科を開業している下山弘展です．私もこの分野は専門ではなく，大学のころから腎臓を専門でやってきました．ただ，不登校を主訴にやって来られる方もいますし，風邪の診療が終わりかけたところに，「じつは2ヵ月くらい学校に行けていなくて……」という話を聞くこともあります．専門知識がないので，そのようなときにどうしたらよいかと困ることも多く，今日は勉強させていただけたらありがたいなと思っています．よろしくお願いします．

藤原 内科・小児科医院を開業しております藤原一朗です．消化器内科が専門ですが，小児科も1年ほど研修したことがありまして，軽症の小児科疾患や内科疾患を診ています．

　先ほどのお話でもありましたように，はじめは腹痛，頭痛などの不定愁訴で受診される方，たとえば中学までは普通に登校していたけど，高校に入ったら急にそういう症状が出て行けなくなった，というような方がときどき来られます．検査をしても診断がつかないことも多いので，別の病院へ紹介することもあります．

　また中学校の校医もしており，不登校について保健の先生とお話しする機会はありますが，結局学校に来ないので不登校児本人を診る機会はそう多くはないです．

不登校には意外と気づけない？

柳本 さっそくですが，下山先生のお話で

あった，診療を進めるなかでじつは不登校だった，というエピソードについて聞かせてください．どんな形で，「あ，この子，不登校だったんだ」って気づくんでしょうか？

下山　服装や身なりから不登校を感じる子もいますが，お母さんから聞くまで気づかないことも多いです．カルテを見返すと，平日の午前中に予防注射に来ていたことが何回かあって，「そうか，これがサインだったのか．もっと早く気づけばよかった」って思うこともあります．

柳本　そういう子は不登校に関連する不定愁訴ではなく，風邪などの体調不良で受診するのですか？

下山　そうです．「腹痛が以前から続いている」というような主訴でしたらアンテナも張れるんですけど，普通に風邪症状を訴えていて，不登校に気づかないことがありますね．

藤原　腹痛を訴える子，多いですよね．消化器疾患を疑ってエコーしたり，血液検査したりしても原因が結局わからない．総合病院へ送って検査しても異常なしというケースが多いです．そこで心療内科へ行くような方はあまりいなくて，痛み止めなどの薬を飲みながら，時々病院へ行くパターンが多いですね．

柳本　「それは心の問題じゃないかな」などと，それとなく気づきを促すようなことはありますか？

藤原　精神的な問題があると確信できれば言えると思うんですけど，やっぱり裏に病気があるかもという気がするので，そこまではなかなか言えないですね．高校入学したら急に行けなくなるようなケースでは，「環境の変化が関係しているかもしれないので，学校に聞いてみては」といった助言はします．

木村　やっぱり，親から言われるまで気づかないことも多いですね．腹痛や頭痛が頻繁に

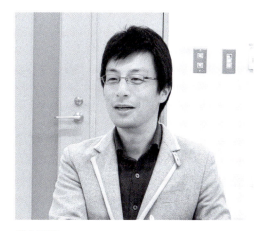

柳本嘉時

起こる，あるいは長期間続くような場合は，「学校，行けてますか？」と聞くようにはしていますが……．普通の風邪や発熱で来られたときに，なかなかそこまでは話をできないのが実情かなと思います．

スマホ・ネット依存と不登校

柳本　スマートフォンの普及，家庭環境の変化など，昔と今で子どもを取り巻く状況は大きく変わっていますよね．それらの変化が不登校へどう影響しているのか，先生方が感じていらっしゃることなどあればお聞かせいただけますか．

木村　スマホをずっと見ていて，SNSやネットゲームに熱中している子はすごく多いですね．

下山　僕らの時代だったら学校に行かないとほかの人とのつながりができなかったけど，今はインターネットを介して全く別のつながりができるので，その世界で満足して学校に行かなくなってしまうのかもしれません．

藤原　昔は学校や職場で人間関係がうまくいかなくても行っていたんでしょうけども，最近は耐えられなくて休んでしまう人たちが増えている印象があります．それが社会の変化

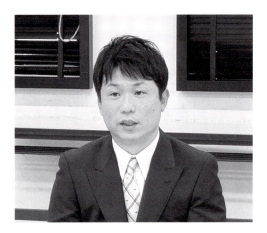
木村幸嗣

か，スマホ普及の影響かはわかりませんが．

柳本 私たちが小さいときと単純に比較できないですけども，昔はファミコンをやるにもリビングに出ないとできませんでした．みんなでゲームをやろうと思ったら誰かの家に集まらなきゃいけなかったんです．今は自分のベッドの上だけでスマホで全部できちゃうので，活動が落ちてどんどん外に出るのが面倒くさくなる．外に対する不安が生じ，"社会活動の筋肉"が落ちてますます動かなくなって，それで引きこもりに至ってしまうのかなと感じます．一方で，現実世界でうまく人間関係を築けない方が，「ここの中だったらやっていける」というような居場所がつくれる点は，スマホの功の部分でもあると思うんです．

不登校が市民権を得てきたのも不登校が増えている理由としてあると思います．昔から存在していたけども，誰もそれを表に出さなかった．それが可視化されてきたという点では，社会が熟してきたと捉えています．昔だったら我慢して学校へ行かなきゃいけないのが当たり前でしたが，今は我慢しなくてもいいという風潮もありますし，それによって実際，うつなどの精神疾患をもつ子が救われている面もあるんじゃないかという楽観的な観測もできます．学校へ行かずにスマホを介してつながって自分の居場所を見つけられるので，いじめに遭わなくて済むというのもプラス面かなと思います．

そして不登校で学校に行けなくても，通信制高校とか，完全オンラインで授業を受ける道ができており，今後も増えてくるんじゃないかなって思います．義務教育の限界として，9割ぐらいの児童生徒には効率の良いシステムであっても，そこからあふれちゃう子は絶対います．今後，私たち医療にかかわる者としてどういうふうに支えていくかが課題と考えています．

紹介する側・される側の本音

柳本 学校に行けない原因はいろいろあるかと思いますが，不登校の患者を診る際に気をつけていることはありますか．

木村 一般開業医としては，まず器質的な疾患を除外することが大事だと思います．腹痛であればエコーもできる範囲でやります．あと，OD（起立性調節障害）で朝学校に行けない子どもは多いので，不登校とわかったらODに関連する質問や起立試験を行って，診断がつけばまずは生活指導，それでも良くならないときには薬物治療で経過を見ることもあります．

診察を進めていると，不安障害や抑うつ状態といった精神的な要素や，家庭や学校の問題を感じることも非常に多いです．家庭や学校の問題となると，他職種との連携が必要です．さらに時間的な制約があり，開業医が解決するのはどうしても困難になるため，専門の先生のところに紹介させていただいているというのが現実ですね．

藤原 私は専門病院へつないだ経験はあまり

ないですね．いつの間にか心療内科に通ってた，という人もいますが，うちでずっと診ることは少ないです．

　校医をしている中学校では1学年に5～10人ぐらい不登校の子がいて，心療内科や支援を受けるために教育センターなどへ行っているという話は学校の先生から聞きますが，なかなか本人と会えないのでわからないことが多いですね．

柳本　ありがとうございます．すると，内科で長期的にわたってフォローすることはなかなかないですかね．下山先生はいかがですか．

下山　私も木村先生と同様です．身体的疾患の除外をしますが，自院で不登校の子を継続して診ていくのは難しいので，「八尾市の教育センターへ相談してみては？」とお母さんに提案したりします．ただ，あらかじめ勉強されている方が多いので，「もうしました」と言われることもあり，「スクールカウンセラーは？」，「もちろんしてます」，「そうだよね」って言って．少し離れた専門外来に行きたいと相談されることも時々あります．

　軽症のODだったら，うちで投薬して診ている方もいますが，それですぐ学校に行けるというわけでもないので，正直自分も苦慮してますね．

　以前に身体的疾患を除外するために血液検査をしたら貧血が見つかり，鉄剤を投与することで症状が改善したケースもあり，やはり最初のチェックは大事だと再認識したことはありました．

柳本　ありがとうございます．専門外来への紹介を受ける側としては最初に身体疾患の鑑別を一通りしていただけると非常にありがたいです．「不登校です，よろしくお願いします」と紹介され，何も検査はしてませんみたいなケースだと，一から診察することになる

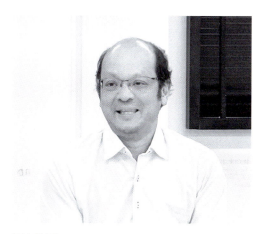

下山弘展

ので……．

　不登校の場合，ODのような身体の病気で体調が悪くて学校へ行けない子もいれば，別の，家庭や学校の人間関係といった心理的・社会的な問題で行けない例もあると思います．

　専門外来へ紹介する際には，「身体疾患がなかったからまず安心してね」と伝えたうえで，「でも，身体のことで困ったことがあったら，こちらでも引き続き診るよ」というメッセージとともに送ってきてもらえるとありがたいです．

　でも，不登校の子たちをじっくり診察する時間ってなかなか普段から取りにくいですよね．普段の診療の中でかなり忙しいと思いますが，そういう子が来たときに何分ぐらい診察に時間をかけていますか．

木村　ゆっくり時間をかけてお話を伺う必要があるお子さんに関しては，朝や夕方の最後の予約枠を押さえて20分とかですね．でも，忙しいときは，まず除外しなければいけない疾患がないか血液検査をしておいて，結果説明時にゆっくりと話を聞くようにしています．

柳本　ありがとうございます．下山先生，いかがですか．

下山　通常の診察時間内では15分程度でしょ

うか．初診だと，「今日は血液検査をして，次に結果をお知らせします」となってしまう．本当はもっとゆっくり話をお伺いするのがいいと思うんですけど，30分とか，たっぷりと時間は正直取れてないです．

藤原　うちでは予約診をしてないので，忙しい時だと5分くらい．ちょっと空いているときならいろいろ話を聞けるけど，10分取れているかどうかですね．

柳本　なかなか時間取れないですよね．逆に先生方から，「専門外来ではどうしてるの？」といったご質問などありますか．

下山　不登校の方ってさまざまな原因で増えているので，その方たち全員が専門外来へ行くとパンクしてしまい，大変なことになると思います．「このラインを超えたら紹介したほうがいい，反対にこれぐらいだったらもうちょっと頑張って」という目安はありますか．

柳本　日本小児心身医学会が「小児科医のための不登校診療ガイドライン」を作成していて，『小児心身医学会ガイドライン集』として改訂3版が近く発行予定です（p.87）．ガイドラインには，1，2ヵ月状態が変わらない，発達の問題など明らかに専門的介入が必要である，起立性調節障害の治療がうまくいかない，などの基準が書いています．長くても3ヵ月診ても解決しそうになければ，専門機関に送っていただけたらと思います．

　一方で，診断がついてしばらく状態が変わらないときには，普段の診療の対応をしてもらえたら非常にありがたいです．

子どもと親，それぞれに何を伝えるか

下山　不登校の方は親御さんと一緒に来てお話しすることが多いと思いますが，親御さんとしては「子どもに学校へ行ってもらいたい」って言うことが多いと思いますし，子どもに寄り添えば「学校へ行かなくても大丈夫だよ」って言ったほうがいいのかもしれません．そういう子どもと親御さんへの対応の違いはどうされていますか．

柳本　これは難しい質問です．専門外来では分離面接を行うことが多く，たしかに言うことを変えています．通信制の学校に行くことになっても，本音は通学してほしい親御さんもいますし，子どもによっては学校へ行きたいけど仕方なく通信制っていう子もいれば，絶対通信制じゃないと嫌だっていう子もいるので．

　学校へ行く・行かないよりも，いかに社会とつながれるか，ちゃんと自立できるかが最終ゴールということを親御さんには伝えてます．本人には「学校へ行かなくてもいいけども，社会経験が増えるから行ったほうがいいのは間違いない．でも学校へ行かずとも，自分が社会で親に頼らずに自立できるのであればどのような道を通ってもいいけど，それはそれで頑張らないといけないよ」というのを常に伝えるようにしています．全部何でもしてもらって，このままぬくぬく過ごすことはできないという現実を伝えます．うつは別ですけども．

　保護者の方には学校へ行けないのであれば，アルバイトとか習い事とか，どんな形でもいいので家族以外の社会と場所に行く活動をするようにお話しします．数は少なくてもいいから，外とつながっておく．それを大事にしてくださいというお話をしてます．

木村　以前に柳本先生の外来を見学させてもらって，外来に来てくれたことをまず褒めることが大事だと教えていただき共感したことがあります．通院が途切れてしまうことが多いので，できる限りそうならないようにする

のは大事かなと思いました．

どこに相談すればよいのか

木村 地域の特性かもしれませんが，八尾市はそんなに待ちがなく受診できていると思います．専門機関を希望されるご家族もいらっしゃいますが，予約で半年待ちであることも多いです．「それでも行きます」っていう方が多いですけど，マンパワー的にぎりぎりです．大阪はまだ恵まれているほうで，もっと困っているところは全国見渡せばいっぱいあると思います．

柳本 専門機関は最後の砦みたいになっているので，受診待ちが長くなっています．

大阪府は市立病院で発達障害の診療拠点事業をやっていて，今は市立病院だと1ヵ月ぐらいで診療を受けられる状態です．「もうちょっと早くならないか」ってプレッシャーを掛けられていますが，ちょっと難しいですね……．

木村 1ヵ月でも早いですよね……．

柳本 私たちの地域の話になりますけれども，専門機関で診てもらうまでの間に少しでも問題を解消するため，八尾市では「こども総合支援センターほっぷ」を設けています．不定愁訴や発達の悩みなど，子育て・育児全般について相談を受けています．ほっぷの周知を行っていただけたらありがたいなと思ってます．

下山 それは私たち医師から親御さんに「こんな施設もあるよ」って勧めても迷惑にはなりませんか？

柳本 大丈夫です．ほっぷは家族背景などの情報を集めてくれるんですね．必要に応じて発達検査など行ったうえで医療が必要と判断

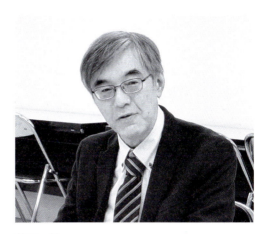

藤原一朗

されると，ほっぷ経由で専門機関に子どもが紹介されるようになっています．

下山 交通整理をしていただけるんですね．

柳本 ほっぷが情報をまとめてくれますので，紹介されて来る方はスムースに診療が進みます．三重県名張市では名張版ネウボラ*に取り組んでいますが，同じように八尾で広がってくれたら，うれしいなと思っています．

木村 それが全国に広がればいいですよね．医師，心理士，ソーシャルワーカー，いろんな職種の方がいて初めて不登校の対応ができると思っています．地域でリソースが分散せず，拠点になるところがあるっていうのがすごく大事なのではないでしょうか．

下山 学校の先生もどこに相談していいのか悩まれるようです．学校健診に行くと帰りがけにちょっとした相談をされることがありますが，不登校の子がいるという話も聞きます．ただ，「じゃあ，どうしたらいいですかね」とご相談いただいても明確な答えを持ち合わせていないです．

柳本 藤原先生は学校医として相談を受けることがあるかと思いますがどうですか．

---

*ネウボラ：フィンランド語で「アドバイスする場所」という意味で，出産・子育てを支援する制度・施設のこと．

藤原　不登校の子がいる話は聞きますが，「どうしたらよいか」という相談はあまりないです．だから，専門医療機関に紹介すべきか，それとも教育センターなどに行ったほうがよいのか，私には判断が難しいところです．

　不登校だからといってすぐに専門の先生へ紹介せずに，頭痛や腹痛のような症状を伴っていればまずは診たほうがいいのかな，という点も気に掛かります．

柳本　不登校で不定愁訴があったら，通常の内科の診察をしたうえで紹介していただけると非常にありがたいです．最初から心の問題だと考える方も多いと思いますが，まずは身体疾患を除外して，「とりあえず怖い状態ではないから，じっくり問題を探そうか」と言えるだけで患者も家族も安心すると思うんです．

藤原　診療所の先生方は，不登校の子の相談を受けた際に市立病院へ紹介してもよいことをあまりご存じないと思うんですよね．そういう広報というか，講演会や勉強会みたいなものがあるといいかなと思います．

柳本　「こういう困った子が来ても，ちゃんとつなぐところがあるから，うちで診ようか」という流れが広がるといいですね．木村先生から先ほどお話しいただきましたが，あちこちにリソースが分散していると「どこに振ればいいんだろう」ってなりますよね．それをなくすために，ほっぷがあります．迷ったらとりあえずほっぷに投げてもらって，その後適切なところに割り振る役割を担えるとよいと思ってます．

下山　そうしていただけると，すごくありがたいです．

柳本　私からお願いしたいのは，「ほっぷに投げて終了」ではなくて，その患者さんのフォローにも参加していただくことです．各クリニックで日頃の定期通院とかで様子を見ていただいて，ほっぷと情報交換をしていただきたいですね．

学校との連携

柳本　学校医の立場で学校の先生から相談されることがあるというお話を藤原先生からお聞きしましたが，木村先生や下山先生も学校の先生から相談を受けたエピソードはありますか．

下山　不登校について具体的にどうしたらいいかというご相談はあんまり受けないですね．

木村　私も相談は受けないですね．

柳本　気軽に学校の先生から学校医の先生に相談できるとよいと思うのですが，どうしたらいいですかね……．

藤原　たぶん，どこに聞いたらいいかわからない感じですね．不登校の子の中にも朝起きられない子，家庭に問題がある子など理由もいろいろあると聞いていますが，それをどうしたらいいか，という話まではできていません．

柳本　私は養護教諭の先生に対して，子どもの発達についての講演会を定期的に行っています．そこで起立性調節障害などについて理解はしていただけますが，次の段階になると，どうしていいか困ってしまうようです．つまり，学校に来なくなっちゃった子に医療がどうサポートできるのか，という理解がまだまだ薄いと思うので，そこも含めて発信していきたいと思います．養護教諭の先生と一般の担任を持ってる先生との間でもう一段つなぐ必要もあり，まずは情報発信，ですかね．

　不登校の背景にはさまざまな問題があって複雑ですが，引き続き不登校診療，心身発達分野の支援にご協力いただけたらと思います．本日はどうもありがとうございました．

「学校に行けてない」と言われたら

不登校ガイドラインの紹介

松原直己
東京北医療センター 小児科

はじめに

近年，少子化が予想を上回るペースで進み，出生数は10年間で30万人減少し，2024年は70万人前後とされている．子どもの数は減っているが，不登校の人数は逆に10年間で20万人以上増加し，2023年度は34万6千人（小中学生）であった[1]．増え続ける不登校児が医療機関に相談に来ることも少なくない．「不登校」とは医学的診断名ではなく，「学校に行っていない」という状態のみを表わす言葉である．その背景はさまざまであり，対応もさまざまである．さまざまであるものを「不登校」と1つに括ることは難しいのだが，それを主訴に受診された児に対する方略は必要になる．小児心身医学会では『小児科医のための不登校診療ガイドライン』[2]を作成しており，2025年には第3版が発刊される．今回は不登校診療ガイドラインを概説し，改訂・追記内容に関して簡単に紹介する．

対象・利用方法

本ガイドラインは一般小児科医向けに作成されている．施設によって実施不可能な検査はあって当然であり，ガイドラインに忠実に診療する必要はない．大まかに不登校診療の全体の流れを把握し，背景にどのようなことが考えられるかを確認し，一般的に望ましい対応を理解して可能な範囲で診療を行う．

初診時からの流れ

図1に不登校診療の大まかな流れを示す[2]．不登校の可能性があると判断した際には，まず登校状況を確認すること，不登校であれば背景を見立て，医療介入や環境調整を行い，繰り返し支持的なかかわりを続けていくことが大事である．

1．登校状況を確認する

不登校児は「不登校」を主訴に外来を受診することもあるが，身体症状を主訴に受診することが多い．朝起きられない，繰り返す頭痛・腹痛などを訴える子どもには登校状況を確認する．登校と身体症状の関連を確認するために，休日や長期休暇中の症状の経過をたずねてみる．

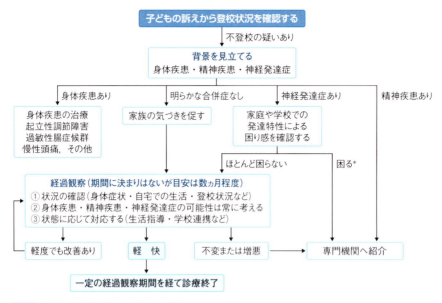

図1 不登校に対する診療の流れの概要

＊：易刺激性や多動・不注意症状に対して薬物療法を含む専門的な治療で生活しやすくなる可能性がある．また，感覚過敏（とくに聴覚）への配慮が必要なケースもある．

2. 背景を見立てる

　不登校に至るまでの集団適応・生育歴・身体症状の推移・家庭環境・学校の状況などを確認して背景を見立てる．具体的な問診内容は詳細にガイドラインに記載されているのでぜひ参考にしてほしい．背景にある身体疾患としては起立性調節障害・機能性消化管障害・機能性頭痛などがある．背景にある精神疾患としては不安症や抑うつが知られている[3]．また，神経発達症の特性の有無は重要である．軽度の知的発達症の児は学習が難しくなるにつれて不適応を起こすことが多い．限局性学習症の児は読み書きなどに負担を感じているが，周囲からは気づかれず，がんばり不足と判断されていることがある．注意欠如・多動症の児は，多動や不注意症状のために評価を下げ，自己肯定感が低下しがちである．自閉スペクトラム症の児はコミュニケーションスキルの問題から，いじめの被害・加害ともに関与する可能性が高く，また変化に弱い傾向にあり，入学や進学などのタイミングで不適応を起こすこともある[4]．

3. つながる（医療介入・環境調整）

　最低限の検査を行い，身体疾患があれば医療介入を行う．基本的には症状を介したかかわりを続ける．必要に応じて生活指導を行い，外出もできない場合には身体デコンディショニングに注意する[5]．家庭環境の調整，学校連携が必要になることもある．不安や抑うつが目立ち精神疾患が疑われる，または経過が長くなるようであれば専門機関への紹介を検討する．

4. 見守る・促す

　一定の間隔で診察を行い，体調や生活の様子を確認し，支持的なかかわりを続けながら見守っていくことは心理療法の1つである．一方で，身体的・心理的に落ち着いているのに見守るだけになってしまうのはよくない．本人の状態評価を行い，適切な社会参加を促すことは必要である．身体的・精神的合併症やいじめの関与がないケースでは，自発的に登校を待つだけでは何も変わらないという報告もある[6]．

改訂にあたって

　内容に大幅な変更はないが，背景にある疾患に関してはより細かく記載した．社会の変化と選択肢が多様化したことを考慮し，利用できる社会資源や高校進学に関する資料を追加した．また，外来間隔や専門機関への紹介の目安は若干の変更を加えた．対象・利用方法で示したとおり，ガイドラインの対象は一般小児科医である．専門機関だけが不登校児に対してできることはあまり多くない．かかりつけ医だからこそ，相談しやすいと感じ，つながることができることもある．神経発達症の特性が強いケースや精神疾患を合併しているケースを除いて，まずは一般小児科医が対応していくことが望ましい．

おわりに

　われわれが診療している不登校児はほんの一部にしか過ぎない．また，医療介入が不登校児に対してどのような効果をもたらしているのか，エビデンスは得られていない．ただし，診療を続けていくなかで生き生きとしていく児がいることは事実である．学校の立場，親の働き方，SNSの拡大，オンライン学習の普及など社会は大きく変化しているなかで，学校という枠組みに適応しづらい子ども達は今後も増加していくのかもしれない．不登校児を診療する側は一律に目先の「学校に行く」を目標にするのではなく，背景を考慮したうえで，児それぞれに適した社会参加を児と一緒に探しながら，将来の「生き生きと過ごす」を目標にしたい．

参考文献

1) 文部科学省：令和5年度児童生徒の問題行動・不登校等生徒指導上の諸課題に関する調査結果（令和6年10月31日）．
2) 日本小児心身医学会 不登校ワーキンググループ：小児科医のための不登校診療ガイドライン．子の心とからだ，33：567-595，2025．
3) Leduc K, et al：School refusal in youth：a systematic review of ecological factors. Child Psychiatry Hum Dev. 55：1044-1062，2024．
4) Ochi M, et al：School refusal and bullying in children with autism spectrum disorder. Child Adolesc Psychiatry Ment Health，14：17，2020．
5) 柳本嘉時：不登校・ひきこもり．小児科，63：1607-1612，2022．
6) Maeda N, Heyne D：Rapid return for school refusal：a school-based approach applied with Japanese adolescents. Front. Psychol. 10：2862．2019．

「学校に行けてない」と言われたら

起立性調節障害と不登校

藤井智香子
岡山大学病院 ダイバーシティ推進センター，小児医療センター 小児科／小児心身医療科

はじめに

　文部科学省の調査では不登校の小中学生数は約30万人を超えており，高校生でも増加傾向にある．不登校支援は喫緊の課題となっており，教育機関のみならず医療機関での対応が求められることも増えている．不登校の子どもの多くは休み始めに何らかの身体症状を訴えて医療機関を受診することが多い．その際に治療可能な疾患があれば対応を開始し，はっきりした原因がなくても身体症状を軽減することを相談し，子どものよき応援者となるように接することが大切である．

起立性調節障害とは

　起立性調節障害（orthostatic dysregulation：OD）は，起立に伴う循環動態の変化に対する生体の代償的調節機構が何らかの原因で破綻して生じたものである．この機構には循環血液量，心拍出量，脳循環調節機構，これらを調節統合する自律神経機能が含まれる．とくに自律神経系による循環調節不全によって起立時血圧が低下し，脳や全身への血行が維持されず，立ちくらみや朝起き不良などの症状を伴う．思春期に好発するといわれているが，1999年度厚生科学研究「心身症，神経症等の実態把握及び対策に関する研究」の全国調査によると，一般小児科外来を受診した10〜15歳，3,316人のうち，問診のみによる診断であるがODは199人と，心身症，神経症などのうち約70％を占め最も多かった．したがってODは心身症専門医だけでなく，一般小児科・内科医にも対応が期待されるcommon diseaseといえる．

1. 症　状

　症状として，①立ちくらみ，あるいはめまいを起こしやすい，②立っていると気持ちが悪くなる，ひどくなると倒れる，③入浴時あるいは嫌なことを見聞きすると気持ちが悪くなる，④少し動くと動悸あるいは息切れがする，⑤朝なかなか起きられず午前中調子が悪い，⑥顔色が青白い，⑦食欲不振，⑧臍疝痛（へその周囲の痛み）をときどき訴える，⑨倦怠あるいは疲れやすい，⑩頭痛，⑪乗り物に酔いやすい，の11項目が日本小児心身医学会『起立性調節障害ガイドライン』[1]にあげられており，3つ以上当てはまる場合はODを疑って検査を行う．また症状は午前中に調子が悪く，午後になると徐々に体調が回復し就寝前は活動的になるという日内変動を認めることが多い．

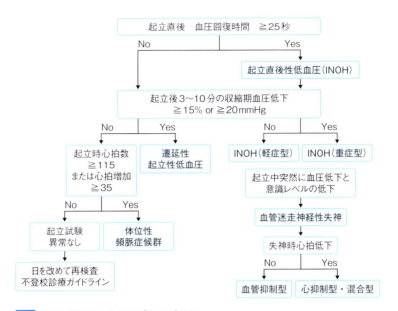

図1 新起立試験法によるサブタイプ判定
INOH：instantaneous orthostatic hypotension

2. 診　断

　先述の11項目の症状からODを疑った場合はその他症状の原因となるような疾患を診察や検査で除外し，異常を認めなければ新起立試験を実施する．新起立試験は従来の起立試験（シェロングテスト）に起立後血圧回復時間の測定を加えた方法である．これによって4つのサブタイプを判定することができる．新起立試験の実際についてはガイドラインなどに詳細が記されているが，静かな場所で午前中に実施することが重要でアネロイド血圧計を使用して血圧回復時間を測定する．また新起立試験法に準じた血圧・心拍数・起立後血圧回復時間の測定を自動計測できる血圧計（水銀レス自動血圧計KM-385）でも計測可能である．

　図1に示すようにその後はアルゴリズムに従って診断を行う．いずれのサブタイプにも該当しない場合は，日を改めて再検査を行い，それでもサブタイプに該当しない場合は「不登校」として取り組む必要性があるため『小児科医のための不登校診療ガイドライン』[2]を参考に診療を行う．

3. 治　療

　治療は，疾病教育，非薬物療法が主になる．起立時には30秒ほどかけてゆっくり頭を上げながら起立するように指導する．歩き始めるときには頭位を前屈させれば脳血流が低下せず，起立時の失神を予防できる．起立中には，足踏みをしたり，両足を交差させたりすると血圧低下が防げる．だるいからと身体を横にしていると起立不耐性がさらに悪化するため日中は身体を横にしないようにする．早寝早起きなどの規則正しい生活リズムを心がけるようにする．散歩などの軽い運動を1日に15～30分行う．循環血液量を増やすた

表1 サブタイプに応じた薬物療法

起立直後性低血圧	処方A	塩酸ミドドリン（メトリジン®，メトリジン®D錠など）1錠 2 mg ・午後からも症状が続く場合：起床時1錠＋昼食後1錠 ・早朝の症状が強い場合：起床時2錠，または起床時1錠＋眠前1錠（ただし，不眠を起こせば眠前は中止）
	処方B 処方A（2週間）で起立試験に改善がない場合は増量	塩酸ミドドリン（メトリジン®，メトリジン®D錠など） ・午後からも症状が続く場合：起床時2錠＋昼食後1錠 ・早朝の症状が強い場合：起床時2錠＋眠前1錠（ただし，不眠を起こせば眠前は中止）
	処方C 処方B（2週間）で起立試験に改善がない場合は変更	メチル硫酸アメジニウム（リズミック®）1錠 10 mg ・起床時0.5錠，または1錠 ・起床時0.5錠＋昼食後0.5錠
体位性頻脈症候群	処方A 起立直後性低血圧と同じ	塩酸ミドドリン（メトリジン®，メトリジン®D錠など） ・午後からも症状が続く場合：起床時1錠＋昼食後1錠 ・早朝の症状が強い場合：起床時2錠，または起床時1錠＋眠前1錠（ただし，不眠を起こせば眠前は中止）
	処方B 処方A（2週間）で起立試験に改善がない場合はβ遮断薬を併用	プロプラノロール（インデラル®）起床時1回1錠（10 mg） ※気管支喘息には禁忌

め塩分は現在の食事に3 g/日程度増量し，水分を1日1.5 L以上摂るようにする．

このような生活指導と非薬物療法に加えて，学校連携を行うことが望ましい．家族と教師の理解が得られることで，子どもは安心し，症状軽減につながる．診断書の提出も効果的である．学校への情報提供としてWeb資料（YouTube動画『起立性調節障害〜クラスメートに知ってほしいこと〜』[3]，岡山県教育委員会作成PDF冊子『起立性調節障害対応ガイドライン』[4]）などが活用できる．サイトを紹介することは一般内科医や小児科医にも学校連携として行いやすい方法である．

このような対応でも症状が改善せず，日常生活への支障が多い場合はサブタイプに応じた薬物療法を実施する（表1）．

ポイント

新起立試験を行って判定をすることや，起立性調節障害様の症状を訴える背景に不登校や発達特性，心身症としての病態を考えることは非専門医にはハードルが高く感じるかもしれない．しかし，かかりつけ医として身体症状に対して真摯に向き合い適切な対応をすることや自律神経を整えるような生活を指導することは，たとえその症状がODによるものであってもそうでなくてもすべての子どもにとって有効である．とくに不登校の親子は不安が強くなっていることも多く，受診により医療者と安定したコミュニケーションを体験することがよい経験となる．血液検査などで異常がないからといって「心因性の症状であるから何もしなくてよい」というような説明は好ましくない．一方，起立性調節障害様の症状を訴えなかなか改善しない場合は，身体的にODが重症な症例のみならず，背景に不登校があり心身症としての対応が必要な症例や自閉スペクトラム症で感覚過敏があり症状を強く感じやすい症例などがあることに留意が必要である．このため症状の訴えが継続

するからといって安易に薬物療法を変更・増量することは副作用のリスクからも望ましくない．症状が継続して登校が困難な状態が4週以上続く場合は専門医への紹介を検討する必要がある．

参考文献

1）日本小児心身医学会 起立性調節障害ワーキンググループ：小児起立性調節障害診療ガイドライン 改訂第3版．子の心とからだ，32：42-87，2023．
2）日本小児心身医学会（編）：小児心身学会ガイドライン集．第2版．南江堂，2015．
3）OD Working Group：起立性調節障害 〜クラスメートに知ってほしいこと〜．YouTube，2021．
　　https://www.youtube.com/watch?v=RHNwiEw8Rm0
4）岡山県教育委員会：起立性調節障害対応ガイドライン．
　　https://www.pref.okayama.jp/uploaded/life/604493_5061359_misc.pdf

「学校に行けてない」と言われたら

神経発達症と不登校

島津智之
穂っぷこども在宅＆心身クリニック

はじめに

不登校の小・中学生の数は，2023年度の報告では34万6,482人と過去最多を更新した[1]．不登校の背景には，学業上の困難や友人関係のトラブル，家庭環境など多岐にわたる要因が考えられるが，自閉スペクトラム症（autism spectrum disorder：ASD）や注意欠如・多動症（attention-deficit hyperactivity disorder：ADHD），限局性学習症（specific learning disorder：SLD）などの神経発達症がかかわっているケースも少なくない．本稿では，神経発達症を背景とする不登校の特徴や医療的アプローチ，支援の実際について述べる．

神経発達症について

神経発達症は，対人関係やコミュニケーション，学習や行動などに特徴的な症状があり，社会生活のさまざまな側面に影響を及ぼす．たとえばASDはコミュニケーションや社会的かかわりの困難さ，特定の興味や活動へのこだわりなどが特徴的である．また，ADHDは不注意，多動性，衝動性を主症状とし，授業や課題への集中が続かない場合が多い．SLDは読み書きや計算といった特定の学習領域で苦手さを示すが，つまずきが周囲から理解されにくく，劣等感や自尊感情の低下を招く．こうした特性は一見すると「わがまま」，「怠けている」，「意欲がない」などと誤解されがちだが，神経発達症に特徴的な症状であり，周囲の理解と適切な対応が必要である．

不登校に至るメカニズム

神経発達症のある子どもが不登校に至る要因は多岐にわたる．学校生活では，集団行動への適応の困難さや対人関係におけるトラブル，学習面でのつまずきなど，さまざまなストレスを抱えやすい．こうしたストレスが積み重なり，子どもの登校意欲が低下していく．具体的には，次のようなことがある．

- 空気が読めず，友だちとのやりとりで失敗体験を重ね，不安が高まる．
- 集団行動のペースに合わせられず，孤立やいじめのリスクが高まる．
- 聴覚過敏があるため，教室内の雑音や教員の大声が強いストレスとなり，登校自体が苦痛になる．
- 集中力がないことで，教員の話を聞き逃し，学習の遅れや学習意欲の低下につながる．
- 宿題の提出など忘れ物が多く，繰り返し怒られることで，学校への抵抗感が強まる．

これらの要因は単独で生じる場合もあれば，複数の要因が重なることもあり，「教室にいるだけでつらい」，「通学そのものが大きなストレス」となる．登校への不安や身体症状は，とくに朝に強く現れ，最終的に玄関から出られない状態へとつながっていく．

初期評価のポイント

不登校を主訴として受診した場合，神経発達症の可能性を視野に入れた総合的な評価が不可欠である．問診や面接では，幼少期の発達歴や対人関係の状況を詳細に確認する必要がある．ただし，家族に神経発達症への誤解や偏見がある場合には慎重に対応することが求められる．さらに，起立性調節障害や不安障害，抑うつ状態などの合併も念頭に置き，身体面・精神面の両側面から評価することが大切である．不登校の背景には複数の要因が関与していることが多いため，保護者や学校，ほかの専門職からも情報収集し，必要に応じて心理検査や知能検査を行って子どもの特性を把握することが第一歩となる．

医療的アプローチと多職種連携の重要性

神経発達症が疑われる場合，次のような専門的な検査や評価が必要となる．
1) 幼少期からの発達や学校生活などでの困難さを詳細に確認し，神経発達症について説明を行ったうえで，心理検査や発達検査などの必要性と検査結果からわかること，わからないことについての説明を行う．
2) 検査を実施し，検査結果や本人の行動，家族からの面接情報などを総合して診断し，結果を伝える．
3) 診断結果に基づいて，治療や支援体制のアドバイスを行う．
具体的な支援内容としては，
- 学校や家庭における配慮（環境調整や学習支援）についてのアドバイスを行う．
- 睡眠リズムの乱れや起立性調節障害があれば，生活リズムの立て直しを含めた指導を行う．
- 感覚過敏がある子どもには席替えや別室対応などの提案を行う．
- ADHD症状が顕著な場合，中枢神経刺激薬などの治療について提案する．
- スクールカウンセラーやスクールソーシャルワーカーの活用を促し，別室登校や特別支援学級，通級指導教室の活用などを検討する．
- フリースクールや適応指導教室などの地域の資源の選択肢を説明する．

不登校においては，ただちに登校を再開させること自体を第一の目標とするのではなく，子どもが安心して自分の特性を受け入れられる環境を整えたうえで，段階的に登校や学習を進めることが望ましい．家族に対するサポートとしては，不安に共感したうえで，過度にプレッシャーをかけたりせず，焦らずに子どものペースを尊重することが大切であることを伝える．

長期的な視点と自己肯定感の育成

　神経発達症の特性がある子どもは，学校という集団生活の場で自尊感情を損ないやすく，不登校が長期化すると学習の遅れだけでなく社会性や自己肯定感の低下が顕著になる可能性が高い．したがって，学校復帰そのものを唯一の目標とせず，子どもが自分のペースで学び，安心して過ごせる環境を整える視点が大切である．たとえばフリースクールや通信制高校，オンライン学習などを活用し，子どもの得意分野や興味関心を伸ばすことで，小さな成功体験を積ませる．その成功体験が自己肯定感の向上につながり，将来の選択肢を広げるきっかけにもなる．

　また，学習や学校生活だけでなく，将来的な就労支援の視点も重要である．筆者が代表を務める認定NPO法人NEXTEPでは，知的発達症や精神疾患のある若者を対象に，就労に必要なスキルや社会性を身につける支援を行っている．実習や実際の仕事を通じて，働くことへの自信を育み，安心して社会に出られるようサポートする取り組みは，自己肯定感の向上にもつながる．学校以外の支援機関とも連携し，個々に合った進路を検討することが望ましい．

　医師や医療スタッフは，こうした多様な支援策を必要に応じて紹介し，保護者や学校と協力しながら子どもの成長を支えていくことが望ましい．

おわりに

　不登校の児童生徒は年々増加し，その背景には学業の困難，対人関係のトラブル，家庭環境，神経発達症（ASD，ADHD，SLDなど）などが関与していることが多い．神経発達症のある子どもは，集団行動や学習面でストレスを抱えやすく，学校が苦痛となり不登校に至ることがある．診察では幼少期からの発達歴を詳細に確認し，心理検査などを組み合わせて特性を評価することが重要である．医療的アプローチとして，環境調整，薬物療法，カウンセリングなどを行うだけでなく，学校や地域の支援機関とも連携し，自己肯定感を育むアプローチが重要である．医療・教育・福祉が協力し，子どもが安心して成長できる地域をつくっていく必要がある．

参考文献

1) 文部科学省：令和5年度児童生徒の問題行動・不登校等生徒指導上の諸課題に関する調査結果（令和6年10月31日）．

「学校に行けてない」と言われたら

精神疾患と不登校

緒方治彦
関西医科大学 精神神経科学教室

はじめに

不登校は単なる「学校への行き渋り」ではなく，生物学的・心理発達的・環境的背景が絡み合い生じる状態像であり，疾患とは異なる．また，個々のケースによって状態像も多様である．近年，わが国における不登校児童生徒数は増加傾向にある．文部科学省が令和6年に発表した『令和5年度児童生徒の問題行動・不登校等生徒指導上の諸課題に関する調査結果』[1]では，小・中学校の不登校児童生徒数は346,482人（前年度299,048人）であり，前年度から47,434人（15.9％）増加し，過去最多を記録した．同調査での小・中学校における学年別不登校児童生徒数は，学年が上がるにつれて増える傾向にあった．また，不登校児童生徒について把握した事実として，小・中学校においては，「不安・抑うつの相談があった」（23.1％）があがるなど，学校や家庭などの環境的背景以外の児本人の生物学的背景を暗示する結果となった．生物学的背景である神経発達症群の疾患やそれ以外の精神疾患が関与するケースでは，早期発見と適切な対応が求められることがある．しかし，精神科専門医の不足や，保護者の精神科受診への抵抗感から，多くの場合はプライマリ・ケア医が最初に相談を受ける立場となる．本稿では，不登校の背景にある精神疾患に焦点を当て，概説していく．

不登校の背景にある精神疾患

精神疾患の発症年齢に関するメタ解析[2]によると，何らかの精神障害の発症ピーク年齢は14.5歳であった．疾患別のピーク年齢をみてみると，神経発達症：5.5歳，不安症：5.5歳，強迫症：14.5歳，摂食症：15.5歳，統合失調症スペクトラム障害／初発精神病状態：20.5歳，気分障害：20.5歳，パーソナリティ障害：20.5歳であった．とくに不安症は就学前（5.5歳）と思春期（15.5歳）の二峰性の発症年齢を示しており，なかでも社交不安症は思春期年代に急増しており，わが国の不登校児童生徒の増加する年代と一致している．

2009年国立国際医療研究センター国府台病院児童精神科における不登校の背景疾患を調査したものによると，神経発達症を除いた不安障害（23％），気分障害（19％），適応障害（11％），身体表現性障害（8％），破壊的行動障害（4％）（DSM-Ⅳに基づく）が主な疾患であった[3]．

以上のことを踏まえて，本項では不安症やうつ病，身体症状症，統合失調症について概説する．

1. 不安症

　不安症では，種々の過剰な不安が，不安を惹起する対象や状況の回避につながり，日常生活における支障となることが特徴である．不安を惹起する対象や状況が決まっているものもあり，分離不安症であれば親などの主要な愛着対象からの分離に対する不安であり，社交不安症であれば他者によって注視される社交的状況に対して抱かれる著しい不安である．子どもの場合は，そうした不安を最初から言語化をすることができずに，かんしゃくやひどく泣くことで表現したり，登園渋りや不登校などの社会生活上の問題を呈したりして，親や養育者が心配をして受診に至るケースが多い．

　評価に関しては，家族からの情報や治療者から具体的な症状をたずねてみることが重要である．典型的な発症年齢は分離不安症，社交不安症，パニック症，全般不安症の順に早いとされるが，相互の併存率は高い[2]．

2. うつ病

　DSM-5-TR[4]において，抑うつ気分や興味または喜びの喪失，体重変化，睡眠障害，焦燥または制止，易疲労性または気分減退，無価値観または罪責感，思考力や集中力の減退，自殺念慮の9つの症状のうち，抑うつ気分と興味または喜びの喪失の少なくとも1つを含む5つ以上が，一日中，毎日のように，2週間以上続くものがうつ病として診断されることとなる．子どもや青年においては，抑うつ気分はむしろ易怒的な気分であったり，体重減少は期待される体重増加がみられないことであったりしてもよいとされている．

　しかし，安易に症状だけで判断せず，多角的に評価する姿勢が重要である．不登校において土日は友人や家族と遊びに出かけているケースや家でゲームに熱中しているケースはうつ病と診断するには疑念があり，むしろ心理社会的な側面を考えていくことになる．

3. 身体症状症

　疾患概念としては，何らかの身体症状のため過度の思考・感情・行動が引き起こされ，日常生活に混乱が生じ臨床対応が求められる病的状態である．原因は不明であるが，家族の低い教育歴や社会経済的地位，虐待などの逆境体験・環境，および疾病利得（家族からの心配を引き出す，不登校の容認など）が考えられる．子どもの場合は，繰り返される腹痛や頭痛，易疲労感，嘔吐が多い．身体症状を構成する過度な思考（症状の解釈），感情（身体症状に対する持続的で過度な心配），行動（身体症状のために学校を休む，頻回に病院受診する）は，子ども本人より家族のほうに目立つことが少なくない．そうした家族の思考・感情・行動に巻き込まれることで，医療者が陰性感情を抱くことは少なからずあり，早々に精査を打ち切って，身体症状症と診断を下してしまうおそれもある．

4. 統合失調症

　統合失調症は妄想や幻覚，まとまりのない発語，ひどくまとまりのない，または緊張病性の行動，陰性症状（すなわち情動表出の減少，意欲欠如）に代表される精神症状を持続的に呈する精神疾患である．幻覚や妄想に関しては体系化した妄想を訴えることは少なく，幻視の頻度が高いとされている．わが国では中学生の15％が幻聴様体験や被害念慮といった精神病様体験を報告している[5]．児童思春期において精神病様症状はまれではなく，0.3〜0.8％とされる統合失調症の生涯有病率[2]を考慮すると，その多くは統合失調症へ進展しない．

　思春期前発症の統合失調症では社会機能や学業成績の低下や奇妙な行動，情動の変化などの前駆症状が先行することが多いとされており[6]，不登校がそれらの前駆症状を反映して生じる可能性を考慮する必要がある．こうしたケースでは，身なりに構わず，入浴をしない，自宅でぼーっとしていることが増えるなど，明らかな変化として家族に把握されていることも多い．

おわりに

　不登校は生物学的・心理発達的・環境的背景が絡み合い生じる状態像であり，生物学的背景には精神疾患が含まれている．精神科医療へのスティグマが根強く残っている状況下において，受診に至らないケースが生じることや，精神疾患の診断が子どもや家族に与える影響は大きい．プライマリ・ケア医は，子どもや家族にとって「話しやすい存在」として，初期対応を担うことが可能である．精神疾患を疑った際は，器質的な疾患を除外するとともに，子どもや家族の不安に寄り添いつつ，いかに精神科治療につなげていくかが重要である．

参考文献

1) 文部科学省：令和5年度児童生徒の問題行動・不登校等生徒指導上の諸課題に関する調査結果（令和6年10月31日）．
2) Solmi M, et al：Age at onset of mental disorders worldwide：large-scale meta-analysis of 192 epidemiological studies. Mol Psychiatry, 27：281-295, 2022.
3) 齊藤万比古：思春期の不登校と精神医学．思春期青年期精神医学, 25：159-179, 2016.
4) American Psychiatric Association：Diagnostic and statistical manual of mental disorders, 5th ed, Text Revision（DSM-5-TR), American Psychiatric Publishing, 2022. 日本精神神経学会（日本語版用語監修），高橋三郎，他（監訳），染谷俊幸，他（訳）：DSM-5-TR 精神疾患の診断・統計マニュアル, 医学書院, 2023.
5) Nishida A, et al：Associations between psychotic-like experiences and mental health status and other psychopathologies among Japanese early teens. Schizophr Res, 99：125-133, 2008.
6) Hollis C, Palaniyappan L：Chapter 57 Schizophrenia and psychosis. Thapar A, et al（eds）：Rutter's child and adolescent psychiatry, 6th edition, p773-791, Wiley-Blackwell, 2015.

腎生理がわかれば、水・電解質異常がわかる！ 改訂2版

腎臓の進化を学んで、水・電解質に強くなる！

きどにゃんとゆく！水・電解質を学ぶ旅

滋賀医科大学総合内科学講座 教授
国立病院機構東近江総合医療センター 内科診療部長
杉本俊郎 著

腎臓に詳しい猫と一緒に腎臓の進化と腎生理について学ぶことで、水・電解質異常がわかるようになるユニークな一冊．知的好奇心を刺激する面白さはそのままに，初版の刊行以降に蓄積された数多くのエビデンスをたっぷりと盛り込んでアップデートしました．研修医や若手医師はもちろん，腎臓についてもっと詳しく知りたいすべての人におすすめの一冊です．

- A5判 332頁
- 定価3,960円（本体3,600円＋税10%）
- ISBN 978-4-525-25902-0
- 2025年1月発行

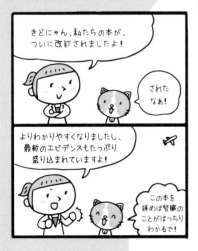

主な内容

総論 腎生理を簡単に理解する方法
- 第1話 腎臓の進化を考えると腎生理がわかる（前半）
- 第2話 腎臓の進化を考えると腎生理がわかる（後半）
- 第3話 原尿の旅〜原尿の流れを理解すれば腎生理はわかる！〜
- 第4話 カリウムの生理
- 第5話 原尿の流れを考えながらみる尿化学検査・血液腎機能のみかた

各論 腎生理を理解して，患者さんの尿細管内の尿の流れを理解しよう
- 第1話 最も多い電解質異常，低ナトリウム血症の急性期対応
- 第2話 うっ血性心不全と低ナトリウム血症〜心腎症候群（CRS）と低Na血症〜
- 第3話 利尿薬の使い方
- 第4話 高ナトリウム血症
  〜超高齢社会のわが国において，今後，増加が危惧される電解質異常〜
- 第5話 腎臓からみた高血圧治療
- 第6話 慢性腎臓病における高カリウム血症
- 第7話 低カリウム血症〜鑑別と補正の注意点
- 第8話 慢性腎臓病における代謝性アシドーシス
- 第9話 NSAIDsと電解質異常
- 第10話 カルシウム・マグネシウムの異常
- 第11話 慢性腎臓病におけるシックデイ・ルールと電解質異常
- 第12話 急性期の輸液の一考察
- 第13話 救急外来で遭遇する電解質異常〜アルコール依存症と高血糖緊急症〜
- 第14話 運動誘発性熱中症

詳しくはWebで

南山堂
〒113-0034 東京都文京区湯島4-1-11
TEL 03-5689-7855 FAX 03-5689-7857（営業）
URL https://www.nanzando.com
E-mail eigyo_bu@nanzando.com

BOOK REVIEW
ブックレビュー

きどにゃんとゆく！ 水・電解質を学ぶ旅
腎生理がわかれば，水・電解質異常がわかる！

滋賀医科大学総合内科学講座／国立病院機構東近江総合医療センター　杉本俊郎　著

A5判　332頁
定価(本体3,600円＋税10％)
南山堂　発行

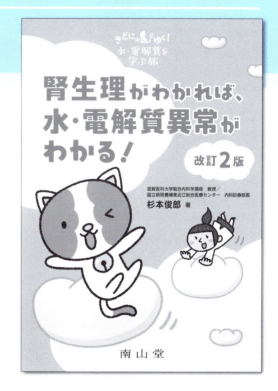

低Na血症のアルゴリズム診断に限界を感じている，そんなあなたにピッタリです．

　私は総合内科医だが，自身で輸液の本を執筆するくらい，電解質には興味がある．というのも，腎臓専門医も有し，腎臓をサブスペシャリティとしているからだ．そんな私は，腎臓の修練をしている時に，指導医に「腎生理が語れない腎臓内科医はヤブだ」と指導され，成書を苦労しながら読んだり，さまざまな講演会にも足を運んだりした．そんな時に出会ったのが，杉本俊郎先生の講演会で，その興味を引く講演に圧倒された．そんな日本における電解質の大家である杉本先生のわかりやすい腎生理の解説書が，本書である．

　ゆるキャラのきどにゃんと，電解質が苦手という研修医ナトリンの2人の会話で進む本書．その柔らかい雰囲気とは裏腹に，この本は「骨太な内容」である．そのため，本書の登場人物は研修医だが，刺さる世代は，腎臓内科の専攻医や腎臓専門医取り立ての若手で，電解質はあまり得意ではないという人かもしれない．もちろん，今後，腎臓内科に進みたいという研修医が読んでくれれば，これほど頼もしいことはない．骨太な内容という表現をしたが，決して難解ではない．腎生理は難しく書かれている成書が多い中，ほぼ唯一の「するすると通読できる」本が本書である．尿細管に興味をもたせてくれる進化のストーリー，登場人物2人のやりとりから生まれる丁寧な解説があるからだ．

　とくに秀逸なのは「原尿の流れを考えながら見る尿化学検査・血液腎機能のみかた」や「低ナトリウム血症」や「利尿薬の使い方」だ．生食を輸液しても悪化する低Na血症があること，尿Na＞30mEq/Lではhypovolemic hyponatremiaが否定的とは言い切れないこと，心不全で高張食塩水投与下でのフロセミドが有効な理由は尿細管機能から説明できること．これらを言語化の自信がない，腎生理を語る自信がない人は，是非，本書を取ってみてほしい．目から鱗が落ちることは間違いない．

ひたちなか総合病院 総合内科
柴﨑俊一

医療経営学概論

MBAのエッセンスをぎゅっと詰め込んだ医療経営の専門書、誕生！

公定価格の診療報酬に基づいて経営する医療機関では、経営戦略やマーケティング、組織マネジメントといった、一般企業では常識となっている経営手法がまだ浸透していないのが現状です。しかし、医療費の抑制や少子高齢化などを背景に医療関連制度は複雑さを増し、体系立った経営論を身につけた人材が医療経営に当たることが重要になりつつあります。本書は、その医療経営論を学問的にまとめた"教科書"です。

経営戦略やマーケティング、会計・ファイナンス、組織マネジメント、交渉・コミュニケーション術など、70項目に及ぶ経営手法について医療をベースに概論。現場でよく遭遇する医療経営の課題をケース仕立てで紹介し、考えるヒントを提示しながら読者に思考を促すパートも盛り込みました。実効性のある医療経営人材の育成を図りたい医療機関経営者だけでなく、医療関連の分野を専攻する大学の学部生・大学院生などに役立つ一冊と言えます。

医療経営者・管理職が学ぶべき基本領域を網羅

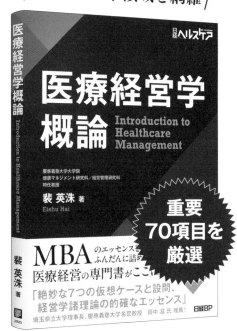

重要70項目を厳選

＜目次＞

第1章	医療経営とは
第2章	理念
第3章	経営戦略
第4章	マーケティング
第5章	会計・ファイナンス
第6章	人・組織
第7章	交渉・コミュニケーション
第8章	地域連携
巻末資料	経営学者・理論一覧

慶應義塾大学大学院
健康マネジメント研究科/経営管理研究科
特任教授

裴 英洙 著
はい えい しゅ

■定価：**4,400円**（10％税込）
■2025年3月31日発行　■A5判、204ページ
■ISBN：978-4-296-20754-1

日経ヘルスケアの好評書籍

お求めは、お近くの書店、インターネットから、今すぐどうぞ！
https://nkbp.jp/nhcbooks

BOOK REVIEW
ブックレビュー

医療経営学概論

裴 英洙 著

A5判 204頁
定価（本体4,000円＋税10％）
日経BP 発行

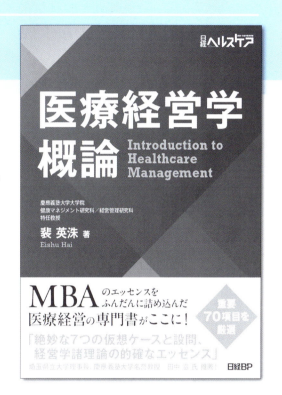

MBAのエッセンスをふんだんに盛り込んだ医療経営の体系的な専門書

「管理職になったけれど，ずっと臨床に携わってきたので経営のことはよくわからない．どうすればよいのだろう」──．管理職に突然任命され，こんな悩みを抱く医療職は多いはずだ．さらに近年，医療政策や人材・組織マネジメントなどが複雑化し，医療機関の運営の難易度が増している．一方で，医療現場の日常業務に追われる医療職が医療経営を学ぶ十分な時間を確保するのは容易ではないうえ，経営に関する書籍を読むにしても一般企業の管理職向けのものがほとんどで，医療経営にすぐ活用できる書物は少ない．

本書は，医療職や医療関連分野を専攻する学生などが体系的に医療経営の知識を学ぶための一冊となる．一般的な経営理論を基本としつつ，医療現場でよく生じる課題を踏まえて解説．MBA（経営学修士：Master of Business Administration）のエッセンスをふんだんに盛り込んでわかりやすくまとめ，実務に生かせる内容となっている．

著者は，医師でありMBAホルダーでもある慶應義塾大学大学院健康マネジメント研究科・経営管理研究科特任教授の裴英洙氏．「医療経営の必要性」から「経営戦略」「マーケティング」「会計・ファイナンス」「人材・組織マネジメント」「交渉・コミュニケーション」「地域連携」まで幅広いテーマを取り上げた．例えば，組織運営に関するパートでは，「状況理論」や「パス＝ゴール理論」といったリーダーシップの代表的な理論体系のほか，職員のモチベーションを高めるための手段などを解説．特定の組織がビジョンを共有して目標達成に取り組むうえで，医療機関の経営幹部や管理職が意識すべき経営理論をまとめている．

医療経営の現場により応用できるよう，具体的な経営課題に悩む架空の医療機関や人物が登場するケースも7つ盛り込んだ．本書で解説したフレームワークや知識を活用して読み解くことで，経営の視点や考え方をさらに効果的に身に付けられる．

文：日経BP提供

日常診療に役立つ 小児感染症マニュアル 2023

一般社団法人 日本小児感染症学会 編

6年ぶりの改訂

　このマニュアルは，子どもにとって重要な病原体を網羅するだけではなく，子どもという宿主の特異性や免疫異常症のような病態を考慮し，子どもを感染症から守るための指針となることを目指しています。子どもの感染症と免疫に精通した小児感染症専門医の育成のためだけではなく，子どもにかかわるすべての医療者が子どもの特性を理解したうえでその感染症や免疫異常に対応できるように，標準的な知識を整理し考え方を提示しています。

（序文より）

判型 B5　624ページ　ISBN978-4-88563-743-8
定価8,800円（本体8,000円＋税10%）
※消費税率変更の場合，上記定価は税率の差額分変更になります。

I．細　菌
A群レンサ球菌 /B群レンサ球菌 / ビリダンスレンサ球菌 / 腸球菌 / ジフテリア菌 / 肺炎球菌 / 黄色ブドウ球菌 / インフルエンザ菌 / 百日咳菌 / モラクセラ・カタラリス / 緑膿菌 / 結核菌・非結核性抗酸菌（遅発育抗酸菌と迅速発育抗酸菌）/ マイコプラズマ / クラミジア / レジオネラ属菌 / 非チフス性サルモネラ属菌 / 腸チフス菌・パラチフスA菌 / コレラ菌 / 赤痢菌 / カンピロバクター・ジェジュニ（コリ）/ エルシニア属菌 / 大腸菌 / ヘリコバクター・ピロリ菌 / クロストリジウム属菌（ボツリヌス菌・ディフィシル菌）/ リステリア属菌 / 髄膜炎菌 / 破傷風菌 / バルトネラ属菌 / ボレリア菌（ライム病ほか）/ スピロヘータ（梅毒トレポネーマ）/ 野兎病菌，ブルセラ菌 / レプトスピラ属菌

II．リケッチアとその類縁微生物
つつが虫病リケッチア / 日本紅斑熱リケッチア / 発疹チフスリケッチア / エーリキア，ネオリケッチア，アナプラズマ / コクシエラ属菌

III．ウイルス
麻疹ウイルス / 風疹ウイルス / ムンプスウイルス / 単純ヘルペスウイルス / 水痘・帯状疱疹ウイルス / サイトメガロウイルス /Epstein-Barr (EB) ウイルス /HHV-6，HHV-7/ 日本脳炎ウイルス / インフルエンザウイルス / アデノウイルス /RSウイルス / ヒト・メタニューモウイルス / コロナウイルス：SARS-CoV-2を含む / パルボウイルス / ヒトボカウイルス / 肝炎ウイルス / エンテロウイルス / パレコウイルス / ポリオウイルス / ロタウイルス / ノロ（ノーウォーク）ウイルス，サポ（サッポロ）ウイルス，アストロウイルス / ヒトT細胞白血病ウイルス / ヒト免疫不全ウイルス / ポックスウイルス / ヒトパピローマウイルス /SFTSウイルス

IV．真　菌
アスペルギルス / クリプトコックス / カンジダ / 皮膚真菌症を引き起こす真菌 / ニューモシスチス・イロベチイ

V．寄生虫
蟯虫，回虫，イヌ・ネコ回虫，アニサキス，広東住血線虫，条虫，赤痢アメーバ，ランブル鞭毛虫，クリプトスポリジウム，トキソプラズマ / エキノコックス / シラミ（虱）症

VI．輸入感染症
狂犬病ウイルス / エボラウイルス，マールブルグウイルス，クリミア・コンゴ出血熱ウイルス，ラッサウイルス / ペスト菌 / 黄熱ウイルス / デングウイルス，チクングニアウイルス，ジカウイルス / マラリア原虫

VII．関連情報・資料
小児の感染症とその予防に関する法律・規則などの解説 / 小児への感染対策 / 消毒法 / 感染症関連情報入手のためのウェブサイト，リンク集 /AMR対策

東京医学社　〒112-0006　東京都文京区小日向4-5-16
（営業部）TEL：03-5810-1628　FAX：03-5810-1629
E-mail: hanbai@tokyo-igakusha.co.jp　https://www.tokyo-igakusha.co.jp

ジェネラリスト・コメディカル・医療系学生のための
外来・プライマリケアに役立つ感染症ファーストタッチ

編集　大石 智洋　川崎医科大学臨床感染学

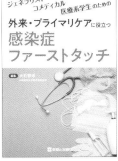

こんな感染症の本を待っていた！医療のなかでも最も身近でありながら、苦手意識の強い感染症をわかりやすく、見やすく、身につくように熟練のエキスパートが熱意をもって解説し、難解な用語に対しては脚注解説を設けました．川崎医科大学附属病院における，感染症診療のすべてが詰まっています．感染症を専門としていない医師や医療スタッフ，医療系学生をはじめ，感染症診療に携わるすべての方々に必ず役立つ，必携の1冊です．

―― 主要目次 ――

Part1　症状（主訴）からのアプローチ
発熱/咳嗽・喀痰/鼻炎・鼻汁/呼吸困難/咽頭痛/胸痛/悪心・嘔吐/腹痛/下痢/頭痛/意識障害，ほか
Part2　部位別・臓器別感染症からのアプローチ
A. 呼吸器感染症（耳鼻咽喉科系を含む）
B. 消化器感染症
C. 血流感染症
D. 尿路・泌尿器感染症
E. 皮膚・軟部組織感染症
F. 性感染症ほか
Part3　外来で押さえておくべき病原微生物
Part4　外来・地域での感染症診療レベル向上のために

A5判　408頁　定価6,820円　（本体価格 6,200円+税）　ISBN978-4-7878-2628-2

わかりやすい予防接種
改訂第7版

著　渡辺 博　帝京大学老人保健センター施設長/帝京大学医学部常勤客員教授

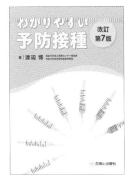

予防接種の対象者や禁忌などの基本的事項から最新の情報をわかりやすい文章で解説した予防接種の定番の入門書．今回の改訂版では，前版刊行以降に定期接種化されたロタウイルスについての記載，その他の経年に伴うアップデートや昨今の感染症をとりまく環境についても最新の知識・情報を追加した．各ワクチンについて具体的な注射法等がテーマ別に解説されており，スケジュールから外れた場合の対応や接種時の取り違えを防ぐ方法など，具体的に予防接種を行うにあたり必要な情報が網羅されている．研修医や開業医・勤務医にとって必携の1冊．

―― 主要目次 ――

第1部　予防接種の準備
予防接種とは？/現在日本で実施されている予防接種/ワクチンの成分/ワクチンの接種間隔/ワクチンの標準的な接種年齢/スケジュールからはずれたときの接種法/緊急接種，ほか
第2部　予防接種の実施
予診/予防接種不適当者/ワクチンの接種量/ワクチンの接種法/予防接種時に起こりやすいエラーと対策/アナフィラキシーと処置/ワクチン接種後の注意，ほか
第3部　特殊な状況の予防接種
早産児の予防接種/アレルギーがある子どもの予防接種/けいれん既往がある子どもの予防接種，ほか

A5判　196頁　定価2,750円　（本体価格 2,500円+税）　ISBN978-4-7878-2590-2

診断と治療社　since 1914

〒100-0014　東京都千代田区永田町2-14-2山王グランドビル4F
電話 03(3580)2770　FAX 03(3580)2776
https://www.shindan.co.jp/
E-mail：eigyobu@shindan.co.jp

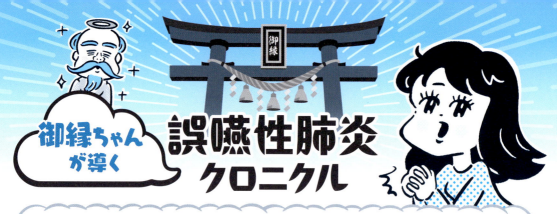

御縁ちゃんが導く 誤嚥性肺炎クロニクル

第5回 広域抗菌薬使用を防げ！！ ラボミ降臨☆

宮上泰樹，近藤慶太
順天堂大学医学部 総合診療科学講座

連載紹介

誤嚥性肺炎にかかったおじいちゃん（縁蔵）を救うべく，御縁ちゃんは神様に頼んで過去の診療を変えるべくタイムトリップすることに……．これまで参拝に使った5円玉の数だけ過去に行き，担当医にこっそりアドバイスできる．はたして今回はいつの診療を見直すのか？

御縁ちゃん	神様	縁蔵	円気先生
普段は都会で会社員をしている．3ヵ月後に結婚を控えている．おじいちゃん（縁蔵）が大好き．	誤嚥性肺炎の治療にくわしい神．御縁ちゃんのためにタイムトリップして医師へアドバイスする．	86歳．誤嚥性肺炎で死期が迫っている．若いころから酒とたばこと孫の御縁ちゃんと遊ぶのが好き．	縁蔵の主治医．専門は消化器外科で誤嚥性肺炎には興味が薄く，抗菌薬でよくなると思っている．

御縁ちゃん　それにしてもこの前の先生はすごかったですね！ まさに博学という感じで，1人の患者さんに対するだけで70個も論文を出してくるなんて聞いたことないし，使い方さえうまくいけばとんでもない名医になる気がする！

神様　そうじゃのう．わしも見ていてなんてもったいないと思ったわ．エビデンスと目の前の患者とのバランスというのは，いつの時代も課題なのかもしれんのう……．さて，今度は広域抗菌薬を使われ過ぎてしまったことにより多剤耐性菌ができてしまった縁蔵をどのように救うか，というのがテーマじゃったな！

御縁ちゃん　うん，神様に会って昔の治療を直す前のおじいちゃんはあのグロテスクな緑色の痰が出て，ガウンやマスク，手袋とかとても厳重な感じになっていて，なんとかならないかなぁと思っていたの！ もしかしたら今回も……あまりうまくいかないかもだけど……．おじいちゃんのためにがんばる！

神様　では，今回はきっかけとなる治療のタイミングに行ってみよう！

御縁ちゃん　あれ？ この頃の私ってたしか成人式前だった気がする！ すごいきれいなロングの黒髪で清楚な感じで可愛かったんだよなぁ！ いつも可愛いんだけど♥

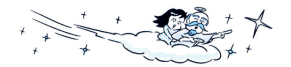

縁蔵プロフィール 77歳

前々回（2025年3月号）の感染性心内膜炎の手術後の影響や，前回の偽痛風の入院の影響もあり，縁蔵はまた一段階弱っているように見えた．しかし，縁蔵はなんとか歩いたり，最低限の活動はできている様子であった．

そのころ御縁ちゃんは，成人式前で地元に戻ってきていた．この日は久しぶりに御縁ちゃんとご飯が食べられる機会のため，縁蔵も少し張り切っていた．大好物の日本酒の醤油割りにアムロジピンを溶かして飲みながら，寿司を急いで食べていたところ，嘔吐するように盛大にむせ込んでしまった．そして，当日は大丈夫だったのだが，次の日から熱が出てしまい心配になり，その次の日に帰省で暇をしていた御縁ちゃんが病院に連れていくことになった．

御縁ちゃん あー，またいつもの日本酒の醤油割り飲んでる！ しかも，薬を溶かして塩みたいにして盛っている！ それにしてもおじいちゃんまたむせ込んで心配．なんか，このときあんまり覚えてないけど，熱も高くて炎症も強いから，強い抗生物質出しておくね，みたいなこと言われた記憶がある．

神様 その結果，現在の耐性菌問題があるかもしれんのう．ここに解き明かすカギがあるかもしれん！

いつものかかりつけに行くと，なんとそこにはいつもの円気先生の名前が……．今回の担当は満を持してとでもいうのだろうか，円気先生がなることに．そして経緯を話すと，円気先生は得意げに言うのであった．

円気先生 あらあら，縁蔵さんまた熱出ちゃって大変だね！ なるほどなるほど，まあ今回は経緯からも誤嚥性肺炎に間違いないですね．私の診断は……おそらくほぼ間違いない！ しかし，診察をしてみましょう．お嬢ちゃんは外にね！

現病：高血圧，脂質異常症，高尿酸血症，糖尿病，心房細動，逆流性食道炎，腰痛症
既往症：僧帽弁置換術後（人工弁），偽痛風
全身状態は変わらず
意識は清明，体温：38.8℃，心拍数：111回/分，血圧：163/84 mmHg，呼吸数：20回/分，SpO$_2$：93％
聴診は右肺に late inspiratory crackle あり

> 血液検査：WBC：13,500（好中球91％），CRP：18.4 mg/dL，BUN：17 mg/dL，Cre：0.95 mg/dL，肝機能障害なし，腎機能障害なし，HbA1c：8.1％
> 胸部X線検査：右下肺に透過性の低下あり

円気先生 うーん，全身状態もいいけど炎症反応も高いし，縁蔵さんよく入院しているし，まあ入院しますか？

縁蔵 嫌じゃ．病院のご飯は味が薄過ぎる．

円気先生 わかりました．それじゃ「強い」抗菌薬のレボフロキサシン出しておくから必ず飲み切るんだよ！

神様 なるほどなるほど，炎症が強かったり，肺炎の影が広範だったりすると，広域の抗菌薬を出したくなってしまうんじゃろうなぁ．しかし，この炎症反応高値＝広域抗菌薬使用の文化はなんとかしなければならんのう．

御縁ちゃん 神様，どうしたら……．

神様 （円気先生の頭の中に語りかける）円気よ，こんなときは検査技師に相談じゃ！

円気先生 えー，あの検査技師，苦手なんだよなぁ．ちょっと性格合わないし．

御縁ちゃん いやいや，そんなこと言ってる場合じゃないでしょー？ 神様ー！

神様 はぁ……．円気よ，いいんじゃな？

円気先生 ひぃいいい！ あれだけはご勘弁を!! あの頭の両側から挟まれる狛犬なんちゃらのせいで狛犬見るたびに頭が痛くなって神社に行けなくなったので，もうあれはどうかおやめくださいー（2025年3月号参照）．

円気先生は，検査技師（通称：ラボミ）に電話をかけた．

ラボミ え，マジ!? ちょっ，今ネイル乾かしてるんですけど〜？ 診察室とかマジ卍なんだけどー！

神様 うーん，この検査技師ごねてるのぉ．

御縁ちゃん この時代のギャルは，とにかくタピオカさえ出しておけば100％お願いを聞いてくれるはず！

神様 そうなのか？ では円気，タピオカじゃ！「あとでタピオカをおごる」と言うんじゃ！

円気先生 タ，タピオカをごちそうさせてください！

ラボミ ちょ，タピ，私に？ 円気先生もやるじゃん☆

―数分後―

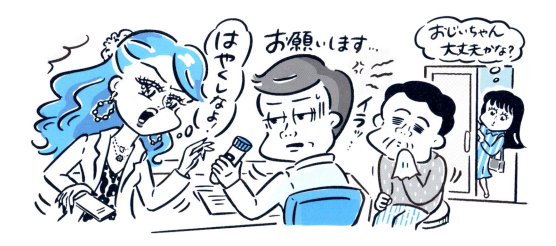

ラボミ ちょりーっす☆ 検査室から降臨！ どんな菌がいるのか，アタシがバッチリ見極めちゃうよ～ん！

御縁ちゃん うわー，めちゃめちゃギャルが来た！

ラボミ さあ，さっさと痰出しな！ サクッとグラム染色しちゃうわ！

ラボミはキラキラしたネイルを駆使し，手際よく検査開始．

ラボミ はいキタ！ 肺炎球菌ドーン☆ 見事なまでの莢膜形成のあるグラム陽性双球菌！ こりゃ，広域抗菌薬いらねーっしょ！

円気先生 なるほど，肺炎球菌なら，セフトリアキソン（CTRX）2 g/日で十分カバーできるな……．

ラボミ っつーか，耐性菌とかマジ勘弁！ 抗菌薬はnarrow is beautiful and strongってヤツっしょ？

円気先生 そ，そうですね……（ギャルに言われると妙に説得力がある）．

　誤嚥性肺炎には，正式には誤嚥性肺炎と化学性肺臓炎があるのですが，今回のように嘔吐がきっかけで誤嚥したような場合には，胃の内容物による炎症が原因となる化学性肺臓炎の可能性も大いにあり得ます．化学性肺臓炎は基本的に初期は無菌性で，とくに症状がそこまで重篤でない場合や，X線画像で浸潤影がなく，明らかな小腸閉塞がない場合には抗菌薬は必須ではないといわれています[1]．とくに，化学性肺臓炎は嘔吐を引き起こした場合など発症様式がわかりやすいなどといわれていますが，現実問題として誤嚥性肺炎との区別がつきにくく，抗菌薬投与を躊躇するかもしれません．

　次に市中ベースの肺炎の場合，5～15％に誤嚥性肺炎が潜んでいるといわれています[2]．入院するか否か，さらにこの患者が重症かどうかは年齢や脱水，呼吸状態を元に評価する

A-DROPや，それに加えて基礎疾患や検査所見などの背景を元に算出する肺炎の重症度基準スコアであるPneumonia Severity Index（PSI）などを用いて評価する必要があります．

　そして，この状況で誤嚥性肺炎となったとき，抗菌薬の第一選択はどうするべきでしょうか？　これまでに耐性菌などが検出されていなければカルバペネム！　という方は近年ではあまりおられないかと思いますが，嫌気性菌カバーは必須！　と思っている方は多いのではないでしょうか？　実際にわれわれも誤嚥性肺炎＝嫌気性菌カバーと考えていました．しかし，最近の研究では誤嚥性肺炎患者の痰培養で1.6％程度しか嫌気性菌が検出されず，培養結果にかかわらず嫌気性菌にも効果のある抗菌薬が50％を超える症例で使用されていたと報告されています[3]．しかし，誤嚥性肺炎の難しい点として優位な菌があまり出てこないという問題があるのも事実です．

　実際に嫌気性菌をカバーした治療をした場合としなかった場合では，嫌気性菌カバーをしなかった場合でも，患者の生命予後に大きな差はなく，一方で嫌気性菌カバーをすることで，*Clostridium difficile* 腸炎になるリスクが上がった（1.0％：95％信頼区間，0.3％-1.7％）と報告されています[4]．このように，必ずしも嫌気性菌のカバーが必要ではないというのが最近のトピックスの1つかもしれません．この辺りは，各施設や地域の菌の感受性にもよるので多少慎重になる必要がありますが，誤嚥性肺炎のように，何度も繰り返すことが一般的な疾患の場合には，なるべく広域な抗菌薬は温存しておきたいところでもあります．治療期間については，こちらも議論はありますが，過去のレビューから5〜7日間が推奨されています[1]．これらはあくまで一般論でもちろん患者の重症度と感受性ありきであることは忘れてはなりません．加えて，臨床経過が芳しくないときには肺膿瘍などに至っていないか確認することも重要です．

　今回は，本人の希望と，既往歴などからハイリスクな状況を鑑みて血液培養も行い，CTRX 2 g/日の点滴を7日間行った．治療完遂し縁蔵も治療開始3日目くらいから症状は明らかに改善していた．当時の御縁ちゃんも付き添いながら明らかによくなる縁蔵の調子を見てとても安心していた．

御縁ちゃん(当時)　……おじいちゃんが元気になって本当によかった！
円気先生　まあ，医師として当然の役割です！　私の診療はほぼPerfect！
ラボミ　いやいや，ギャル is パーフェクト☆　だからアタシが最強ってこと！　てか，あんたもきちんとグラム染色やりなよー．
円気先生　かしこまりました！

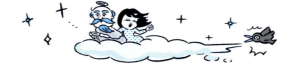

そして現在に……．まさに神様の言っていたとおりで，縁蔵の耐性菌問題は完全に解決していた．厳重な管理ではなくなったおかげで御縁ちゃんは，縁蔵の今際のときにきちんと向き合うことはできそうであった．しかし，まだ縁蔵にはさまざまなデバイスがつながっており，意識もはっきりしておらず，御縁ちゃんの結婚式に参加するという本来の目的を考えるとこれで不足であることは言うまでもない．

ここで変わったことといえば……．聞き慣れた円気先生の声が．

円気先生 医師たるものグラム染色ができなきゃダメだ！ 明日から検査室でラボミ先輩のグラム染色道場だ！

神様 素晴らしい！ いつも医師として成長する円気を見れてそれもうれしいのう．

そして，縁蔵のベッドサイドには，御縁ちゃんの成人式の写真が……．

御縁ちゃん えー!! 私，清楚系黒髪女子なのに，成人式の写真が金髪ゴリゴリの超ギャルなんですけど！

神様 比較的よく見る成人式のギャル写真じゃなぁ．

御縁ちゃん あー，私の黒歴史！ 超最悪！

ここからは，縁蔵が年をさらに経て繰り返す誤嚥性肺炎のなかでいかに向き合っていくべきか，どのようにして縁蔵のコンディションを保つようにしていくか，という地道だけど大切な作業が重要となっていくのかもしれない．次回からは誤嚥性肺炎の最大の敵である再発とどう向き合うか，乞うご期待☆

参考文献

1) Mandell LA, Niederman MS：Aspiration Pneumonia. N Engl J Med, 380：651-663, 2019.
2) Marik PE：Aspiration pneumonitis and aspiration pneumonia. N Engl J Med, 344：665-671, 2001.
3) Marin-Corral J, et al；GLIMP investigators：Aspiration risk factors, microbiology, and empiric antibiotics for patients hospitalized with community-acquired pneumonia. Chest, 159：58-72, 2021.
4) Bai AD, et al：Anaerobic antibiotic coverage in aspiration pneumonia and the associated benefits and harms：a retrospective cohort study. Chest, 166：39-48, 2024.

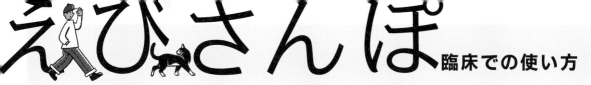

ランドマークスタディを押さえたうえで，路地裏エビデンスが実際の臨床現場でどのように活用できるのか，症例ベースで解説します．

📖 ランドマークスタディと路地裏エビデンス…p.6

医療法人社団徳仁会 中野病院 薬局
青島周一

第41回 抗アミロイドβ抗体薬はアルツハイマー病の認知機能を改善しますか？

▶レカネマブは患者や介護者の生活の質を改善しますか？

内科のクリニックに通院している60代の女性患者が来局した．高血圧と脂質異常症で定期的に処方箋を持参しており，マスメディアなどの健康情報にとても関心の高い患者であった．服薬説明の際には，食事や運動に関連した健康法や，メディアで取り上げられた新薬に関する質問も多い．

薬を受け取った患者は，いつものように薬剤師に質問をしてきた．今回は，本人の薬や健康状態に関する質問ではなく，知人に関するものであった．

患者「友人の母親が認知症になってしまって，物忘れがひどいって言うんです．15分くらい前に話したことを忘れてしまって，同じ話をずっとくり返しているそうです．だから延々と話が終わらないらしいの．それでも，会話を無理に終わらせるのはかわいそうだからと，1時間くらい母親の話を聞いていることもあるみたい．ただ，最近では心身の疲労を感じることもあるって．それで，新しい認知症の治療薬が出たでしょう？ その薬を使えば，少しは友人の負担も減るんじゃないかしら……」

アルツハイマー病は，患者本人のみならず，その家族や介護者の日常生活にもさまざまな影響をもたらす．特に，アルツハイマー病の早期においては，日常生活動作や意思決定能力が一定のレベルで維持されており，患者本人の自律性の尊重と，病状に起因する生活変化の狭間で，心身の疲労を覚える家族や介護者も少なくない[1]．そのようななかで，新しい作用機序を有する新薬の登場は，アルツハイマー病の病状進行に対する有効性はともかく，患者やその家族にとって希望の光となるかもしれない．そこで路地裏的エビデンス1『**J Prev Alzheimers Dis, 10:771-777, 2023. [PMID: 37874099] (p.8)**』の活用である．

📍使ってみよう！ ロジエビ

「2023年にレカネマブという新しい認知症の治療薬が発売されました．アミロイドβとよばれるアルツハイマー病の原因物質を取り除くことで，認知機能の衰えを緩和する効果があると期待されています．レカネマブはまた，患者さんや介護をされる方の生活の質についても，一定の改善が期待できるようです．ただし，すべての認知症患者さんに使える薬ではありません．新しい薬ですので，副作用に関するデータも十分とはいえません．かかりつけの先生に相談されるのが一番によいと思います」

エビデンス活用のヒント

ロジエビ❶ は Clarity AD 試験の二次解析であり，仮説生成的な知見であることに注意したい．また，レカネマブによる治療を開始するためには，治療の対象となる条件（アミロイドβ病理を示唆する所見など）に該当する必要がある．本症例においては，薬剤師の立場で安易な治療推奨はせず，事実（論文情報）のみを説明し，同時にレカネマブで懸念される有害事象についても言及したうえで，かかりつけ医への相談を促すことが望ましいように思える．

▶アミロイド仮説は，アルツハイマー病の病態生理を合理的に説明していますか？

　午前の外来調剤が終了し，調剤室で医薬品在庫の確認をしていると，近隣にある医療機関の医師から薬局に電話がかかってきた．処方実績のない薬剤を新規に処方する際には必ず在庫を確認してくれる医師であり，時間に余裕があるときには薬剤の有効性や安全性に関する情報提供も行っていた．今回の電話もまた，医薬品在庫の確認であったが，別件で次のような質問を受けた．

医師「アルツハイマー病の新薬ってどうなんですかね．レカネマブに加えて，ドナネマブも発売されたそうじゃないですか？ 抗アミロイドβ抗体薬って，いわゆるアミロイド仮説に基づいて開発された薬ですよね．その仮説の科学的な妥当性といいますか，そんなことを最近は考えているんですけど，薬剤師さんとしてどう思いますか？」

　アミロイド仮説は，アルツハイマー病の発症メカニズムに関する合理性の高い病態生理学的仮説といえるが，絶対的な正しさが検証された理論ではない．歴史を振り返れば，天動説から地動説への転回，ニュートン力学から相対性理論への転回など，有力な仮説が新しい仮説に置き換わった事例はいくつも見いだすことができる．

　アルツハイマー病の治療薬に関して，2002年～2012年にかけて実施された413件のランダム化比較試験のうち，医薬品として承認に至った薬剤は**0.4%**にすぎない[2]．このことはまた，アルツハイマー病の病態を説明する理論的な仮説は，部分的にしか妥当していない可能性を示唆する．一方，近年になって研究開発が進められている抗アミロイドβ抗体薬のなかには，認知機能に対して一定の有効性が示された研究も報告されている．そこで路地裏的エビデンス2『JAMA Neurol, 79：1015-1024, 2022. [PMID：36094645] (p.8)』の活用である．

📍使ってみよう！ロジエビ

「早期のアルツハイマー病患者を対象に，ドナネマブの有効性を検証したランダム化比較試験が報告されています．この研究では，ドナネマブによるアミロイドβの減少と認知症の病状進行の相関性が分析されており，アミロイドβが減少すると，病状進行が最大で23% 低下するという結果が得られています．先生のご指摘のとおり，アミロイド仮説はその名のとおり仮説であり，検証された事実ではありません．この研究結果においても，アミロイドβと病状進行が因果関係にあるとは明言できない側面もあります．今後も一貫した試験データが得られるようであれば，仮説の合理性は高まっていくように思います」

エビデンス活用のヒント

　仮説の確からしさは，それらを支持する観察結果が増えるほど高まる（確証性の原理）．そのような観点から，あらためてランドマークスタディとして紹介したランダム化比較試験の結果を俯瞰してみてほしい．各試験で設定されたエンドポイントの違い，抗アミロイドβ抗体薬における薬理学的特徴の差異などに着目すると，アミロイド仮説の妥当性をめぐる新たな視野や論点に気づくかもしれない．

参考文献
1) Noro Psikiyatr Ars. 54：82-86, 2017. [PMID：28566965]
2) Alzheimers Res Ther, 6：37, 2014. [PMID：25024750]

Dr. Shinのよくわかる即戦力漢方

五臓の働きを知り 補う治療で元気にする！

第12回 パニック障害を漢方で支える

医療法人若樹会 橋本医院 **橋本 進一**

本連載について

漢方特有の補う治療である補気，補血，補腎（補陰，補陽）と，五臓（腎，脾，肺，心，肝）の働きを知ることで，患者さんを元気にしましょう．漢方用語になじみのない方でも理解しやすいように西洋医学的に解説します．

　パニック障害は不安神経症に含まれ，突発的に生じる動悸，胸痛，呼吸困難，めまい，吐気などの身体症状である**パニック発作**を生じます．「死ぬかもしれない」という不安恐怖を伴う発作を繰り返し，脳に負の記憶として焼きつくため，同様の環境や状況での発作再発の**予期不安**が生まれ，発作が起きやすい場所や状況を避ける**回避行動**をとるようになります．とくに電車やエレベーターの中など閉じられた空間では「逃げられない恐怖」を感じます．

　広場恐怖のために外出不可能となり，社会生活に支障をきたします．初めは頻回にパニック発作を繰り返しますが，しだいにその強さと頻度は低下します．発作が繰り返されることで，予期不安と広場恐怖が強くなり，慢性化するとうつ病を併発することも多いです（図1）[1]．パニック障害の3分の2はうつ病を併発しているともいわれています．

　西洋医学的には，治療の第一選択は抗うつ薬（選択的セロトニン再取り込み阻害薬，selective serotonin reuptake inhibitors：SSRI）と抗不安薬で，心理療法として認知行動療法も行われています．漢方治療も思いのほか有用で，症例を提示し解説します．

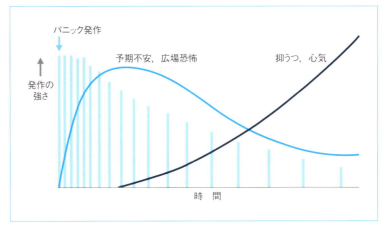

図1 ─ パニック障害の典型的な経過
パニック発作がくり返されるに従って予期不安や広場恐怖が強くなり，慢性化するとうつ病を併発することもある．
（文献1）より）

パニック障害のポイント

- パニック障害の治療では，①パニック発作予防，②予期不安の軽減，③発作時の対応という3つの視点が必要である．
- パニック障害の初期発症時には，生活のなかで精神的ストレスが蓄積し，すでにパニック発作が生じる準備状態にあると筆者は考えている．
- パニック発作は動悸，呼吸困難感，胸痛，吐き気などの身体症状がある．動悸発作が最も頻度が高く，発作予防薬としては**苓桂朮甘湯**がまず考慮される．
- 予期不安軽減には**桂枝加竜骨牡蛎湯**が効果を発揮し，イライラが伴う場合には**柴胡加竜骨牡蛎湯**の使用を考慮する．女性の場合，環境に過剰適応してがんばり過ぎていることも多く，**柴胡桂枝乾姜湯**が奏功することも多い．
- パニック障害を発症する人は，鉄・タンパク質不足で血虚の人が多く，補血を要するケースが多い．上記の4方剤に**四物湯**を加えることで，効果の増強が可能になる．
- 発作時には**甘麦大棗湯**の頓用が有用で，マイナートランキライザーの頓服と同様な感覚で使用可能である．
- 漢方治療だけで十分な場合もあるが，パニック障害の経過のどの時期であるかを念頭に，SSRIや抗不安薬使用も考慮したうえで，処方を決定するとよい．筆者は漢方治療で十分な効果を得られない場合，SSRIを併用し治療している．減薬する場合はSSRIから中止している．

症例1

- 40歳女性
- 症状：動悸，胸部苦悶
- 現病歴：会社では自他ともに「できる人」として認識されており，先頭に立ち，仕事を牽引している有能な女性である．ある日曜の夜，急に心窩部から胸に突き上げる激しい動悸と胸内苦悶に見舞われ，救急車にて救命センターを受診した．このような発作は初めての出来事である．さまざまな検査で異常を指摘されず帰宅したが，2日後にも同様な発作が生じ，死にそうな経験だったという．発作は30分程度で落ち着いたが，症状が激しく再発が心配で，当院を母とともに受診．
- 身体所見：体重45.3 kg，身長152 cm
- 結膜貧血黄疸なし，胸腹部異常所見なし，浮腫なし．
- 脈は中間，舌：淡白色，微白苔，胖大，腹診：腹力やや弱，**腹直筋の攣急**軽度あり，**胸脇苦満**軽度あり，**臍上悸**あり．

五臓の心と肝の機能について考える

心の機能
① **血脈を主る**：主に西洋医学的心機能・循環器機能を指します．**血**（栄養と血液）や**気**（エネルギー）を全身に送り出す作用です．
② **神志を主る**：心の機能は大脳機能と言い換えることが可能で，精神，意識，思考活動を推進しています．機能低下が生じると不安，不眠，夢，悲哀，認知機能障害，意識朦朧，思考力低下，うつ症状などさまざまな精神症状が出現します．

肝の機能
① **疏泄を主る**：漢方において肝が気の流通を調節します．情緒を安定させ，精神的な働きを正常に行うとともに，消化機能を安定化させる，精神と消化機能のコントロールタワーです．
② **血を蔵する**：血を肝に貯蔵します．

 パニック発作と予期不安を漢方的に考えてみる

　パニック発作は，当初前触れなく突然襲ってきます．主な症状は胸部症状，とくに動悸が多いと筆者は感じています．動悸を例にパニック発作について考えてみます．
　健常時は，気は上行性には腎→胃→心窩部→肺→心，下行性には心→肺→心窩部→胃→小腸→膀胱のルートを経由しています[2]．ところが，**脾胃**（消化器）が弱く，心窩部から正常ルートで心に向かう気が足りずに**心陽（心気）**が上がっていかないと，心窩部→胃→小腸→膀胱に降りていく**陰**（水分）の**水逆**（水分が胸部に逆流する）が生じ，それが動悸として感じられると一般的には説明されています．その典型が**奔豚気**という，腹部→胸部→頭部と突き上げるような動悸発作です．**経方医学**的には**奔豚**は気の流れがショートした状態と捉えており，本来気が腎→胃→心窩部→肺→心と正常ルートを上がっていくところを，腎→心に異常なバイパスができてショートすることで，一気に気が心に流れることで動悸発作が生じると考えられています（図2）[2]．

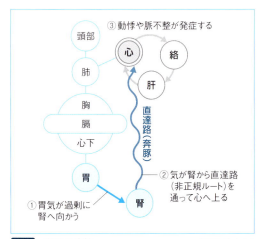

図2 奔豚の病態　　　　　　　　（文献2）より）

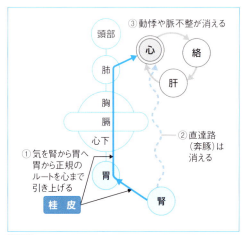

図3 奔豚の治療（桂皮の役割）　　（文献2）より）

表1 苓桂朮甘湯の構成生薬

方剤/生薬	桂皮	茯苓	白朮	甘草
苓桂朮甘湯	◎ 4	◎ 6	◎ 3	◎ 2

表2 竜骨・牡蠣を含む安神剤

方剤/生薬	芍薬	桂皮	大棗	甘草	生姜	乾姜	牡蠣	竜骨	括楼根	柴胡	黄芩	人参	半夏	茯苓	大黄
桂枝加竜骨牡蛎湯	◎ 4	◎ 4	◎ 4	◎ 2	◎ 1.5		◎ 3	◎ 3							
柴胡加竜骨牡蛎湯		◎ 3	◎ 2.5		◎ 1		◎ 2.5	◎ 2.5		◎ 5	◎ 2.5	◎ 2.5	◎ 4	◎ 3	※ 1
柴胡桂枝乾姜湯		◎ 3		◎ 2		◎ 2	◎ 3	◎ 3	◎ 3	◎ 6	◎ 3				

※柴胡加竜骨牡蛎湯は大黄を含むメーカーがある.

奔豚気の治療は，気を正常ルートで心窩部から心に上昇させることで，**桂皮**が必要です（図3）[2]．また，水逆が生じないように，心窩部から陰（水分）を下方に向けるには**茯苓**と**蒼朮**が有用です．そのため，奔豚の治療には**苓桂朮甘湯**がよい適応になります（表1）．

パニック発作が何回か生じることで「再発したらどうしよう」という予期不安が形成されます．電車などの閉所で，「その場所で発作が出るかもしれない」という予期不安が広場恐怖です．このような予期不安には**重鎮安神薬**である**竜骨**と**牡蛎**が適応となります．方剤では**桂枝加竜骨牡蛎湯**，**柴胡加竜骨牡蛎湯**，**柴胡桂枝乾姜湯**の3つになります（表2）．

発作が生じてしまった場合は，**甘麦大棗湯**が有効です．甘麦大棗湯は**小麦**，**甘草**を含みとても甘い方剤です．気持ちが不安定になったときに，甘いものを食べると落ち着くのと同様と解釈できます．頓服の抗不安薬として使用可能で，"漢方のマイナートランキライザー"です．

症例1の経過

症状より動悸発作で発症したパニック障害と考えられました．そこで苓桂朮甘湯5.0g/日，動悸発作時には甘麦大棗湯2.5gの頓用とし，2週間後に再診としました．その間に軽い発作が2回出現し，甘麦大棗湯の頓服を使用しましたが，その後は問題ありませんでした．初診時の血液検査ではHb 11.0 g/dL，フェリチン12 ng/mLと軽度の鉄欠乏性貧血傾向を認めています．こころの不調の背景には血虚（栄養不良）が潜む場合が多く，この症例も栄養治療的にはタンパク質，ビタミン，ミネラルの不足が想定されます．そこで，**補血薬**である**四物湯**（表3）を加え**連珠飲**（苓桂朮甘湯＋四物湯）として治療継続しました．鉄欠乏もあるために，鉄剤を再診時に加えています．その後半年にわたり連珠飲＋鉄剤を投与し，全く問題なく経過し治療終了としました．

表3 ▶ 四物湯の構成

補血の方剤	補血				
	地黄	当帰	芍薬	川芎
四物湯	3	3	3	3

 症例2

- 57歳女性
- 症状：動悸，不安発作
- 現病歴：職場ではしばしば上司より仕事について注意を受け，入職後3ヵ月経過した頃から，「上司に何か指摘されるのでは」と不安感が出現した．それからまもなく仕事中に腹部→胸→首に突き上げるような動悸が出現し息苦しさも味わった．その頃から職場に行き上司の姿を見ると不安感に襲われ，いつ激しい動悸が出現するかと心配になるようになった．そのため仕事を続けられなくなり退職している．しかし，元職場が居住地の近くにあるため，元上司と顔を合わせることもある．日常生活のなかで，元上司と顔を合わせるのではないかと考えるだけで動悸が生じてしまうために受診した．イライラ感は生じない．気分が塞ぐ感じはある．眠りは浅く，うなされる夢をみて目覚めてしまう．
- 身体所見：体重54 kg，身長161 cm
- 結膜貧血黄疸なし，胸腹部異常所見なし，浮腫なし．
- 脈は中間，舌：やや紅色，微白苔，腹診：腹力中間，腹直筋の攣急あり，胸脇苦満なし，臍上悸あり．

 症例2の経過

　腹部から突き上げる動悸発作はまさに奔豚気であり，苓桂朮甘湯5.0 g/日を2週間投与しました．すると，比較的すみやかに動悸発作は消失しました．しかし，近所で元上司に会うことの不安症状が残存しました．これは過去に上司から受けたパワハラ的言動に対するトラウマと考えられ，一種のフラッシュバックと解釈できます．退職後も気を遣い，不安感を感じ続けているために虚労がベースにあり，心気が消耗されていると考えました．また，腹部所見より重鎮安神薬を含む方剤が好ましいと考え，桂枝加竜骨牡蛎湯5.0 g/日を加え1ヵ月後再診としました．再診時には相当改善しましたが，軽度不安感が残存していました．そこで，フラッシュバックに対する有名処方である**神田橋処方**（桂枝加芍薬湯＋四物湯）に近似した処方にするために，さらに四物湯5.0 g/日を加え（桂枝加竜骨牡蛎湯＋四物湯）としました．すると，1ヵ月で不安感も消失し，睡眠も良好となり，動悸発作をみなくなりました．

考察

　パニック障害は日常のストレスが自身の許容量を超えたことで，身体症状の発作として発症するものと考えられます．初発症状がパニック発作であることもあれば，不安症状がしばらく継続した後にパニック発作が出現することもあり得ます．

　症例1はパニック障害の発症直後であったために予期不安の形成が軽度であり，動悸発作を抑えるための苓桂朮甘湯にてほぼ改善しています．後に四物湯を加え連珠飲としています．四物湯は補血薬で，身体の栄養状態を改善する方剤です．タンパク質，鉄を中心としたミネラル，ビタミンが不十分な栄養不良状態では，ストレス耐性が低下し，さまざまな精神症状が出現することは**栄養療法**の世界では一般的です．四物湯は栄養状態を改善する方剤であり，苓桂朮甘湯に加えることで，より質の高い治療を実現可能です．苓桂朮甘湯は動悸発作そのものを生じにくくし(**標治**)，四物湯を加えることで栄養改善によりストレス耐性を上げています(**本治**)．甘麦大棗湯は小麦，甘草，**大棗**の三味の方剤で，不安発作時に頓用としてマイナートランキライザーのように使用できます．病状が安定してくれば頓服の使用回数が減少してくるので，治療効果を実感できます．

　漢方的解釈では，この動悸発作は心窩部から心への**陽気**(心陽)が上がらないことによる，水逆と考えられます．苓桂朮甘湯に含まれる桂皮と甘草により，心陽の上がりが改善し，茯苓・蒼朮により水を心窩部→胃→小腸→膀胱へと下げることで，動悸が改善するのです．症例1は，発症直後で予期不安の形成が軽度であったために，**重鎮安神薬**を含む方剤は使用せずに治療可能でした．

　症例2に関しては，不安症状が先行し，その後パニック発作が出現しています．そのパニック発作は腹部→心窩部→胸部→頸部に至る動悸で，漢方的には**奔豚気**とよばれるものです．経方医学ではこの奔豚を気の流れの異常として解釈しています．通常，気の流れは，腎→胃→心窩部→肺→心のルートが正常です．ところが奔豚気では腎→心に直接ショートすることで激しい動悸が生じると考えます(図2)[2]．このショートしたルートを正常の流れに戻すのが，苓桂朮甘湯の中の桂皮・甘草で，動悸が解消されました(図3)[2]．しかし，不安症状が残りました．ストレスに曝され続けたことで，**虚労**状態になり，**心気**が消耗し**心気虚**の状態と考えられます．このような場合，重鎮安神薬が必要と考えられ，竜骨・牡蛎を含む方剤が適切と考えます．イライラはなく，**肝鬱**はないと考えられ，柴胡剤は不要と考え**桂枝加竜骨牡蛎湯**を投与しています．この**重鎮安神薬**を投与するときの腹部所見は，臍上悸(腹診時の動脈の拍動)を参考にする

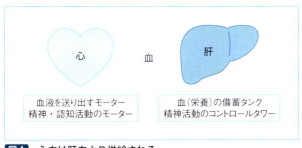

図4 心血は肝血より供給される

とよいです．臍上悸は継続的な交感神経の緊張を表すと考えます．不安と動悸発作は投薬にて改善し，さらに治療効果を高めるために，四物湯を加え連珠飲（苓桂朮甘湯＋四物湯）と桂枝加竜骨牡蛎湯の合方としています．その後は順調に改善しました．この連珠飲＋桂枝加竜骨牡蛎湯は，苓桂朮甘湯＋神田橋処方変法とも解釈できるので，フラッシュバックにも対応できます．竜骨・牡蛎を含む重鎮安神薬で不安をコントロールし，苓桂朮甘湯で奔豚気による動悸発作を予防します．さらに四物湯で栄養改善（補血）し，**肝血**を増やします．肝血が潤沢になれば肝から心に血が供給され**心血**が満たされます（図4）．すると精神思惟活動がより安定し，根本的治癒に近づくと考えられます．

参考文献

1) 稲田 健（編）：本当にわかる精神科の薬 はじめの一歩，改訂第3版，羊土社，2023．
2) 灰本 元，加藤 仁：わかりません経方医学，東洋学術出版社，2024．
3) 江部洋一郎，他：経方薬論，東洋学術出版社，2001．
4) 田中耕一郎（編著）：生薬と漢方薬の事典，日本文芸社，2020．

よくわかる 漢方用語解説

西洋医学的に理解しやすいようにするため，やや強引な解釈であることをお許しください

五臓（腎，脾，肺，心，肝）：基本的には西洋医学の臓器に近い概念であるが，微妙に役割が異なる．

腹直筋の攣急：腹直筋の過度に緊張した腹診所見．小建中湯などの芍薬含有方剤を使う指標となる．

胸脇苦満：季肋部の抵抗や圧痛の腹診所見．柴胡剤を使用する指標となる．

臍上悸：腹壁から触診で触れる，腹部大動脈の拍動所見．交感神経の過緊張を示す．

血脈：血液の循環経路や血管を指す．

神志：精神，意識，思惟活動のことを指し，神明とも表現する．

疏泄：肝が持つ機能の1つで，体内の気の流れを調節することで，胃腸の働きや精神状態を安定させること．

脾胃：上部消化管に相当．栄養消化吸収とエネルギー産生の働きをもつ．

心陽（心気）：心の働きを推進するエネルギー，低下すると精神不安が生じやすい．

経方医学：傷寒論，金匱要略をベースに，臨床的見地から江部洋一郎先生が再構築し体系づけた医学理論．

重鎮安神薬：竜骨や牡蛎（貝殻や鉱物）などを用いて興奮した神経を鎮める漢方薬．精神を安定させ不安や不眠に効果がある．

神田橋処方：精神科医の神田橋條治先生が考案した，桂枝加芍薬湯に四物湯を加えたフラッシュバック症状に対する処方．

栄養療法：別名ではオーソモレキュラー療法．血液検査に基づいて，不足している栄養素を補うことで，病気の予防や改善を目的とした治療法．

標治：漢方医学における対症療法．

本治：症状の根本原因に対する治療．

陽気：熱エネルギー．

心気虚：こころが疲弊した状態．

肝鬱：肝の気の流れが滞り，情緒不安定や抑うつなどの症状が現れること．イライラなどが主な症状．

胃：脾，消化器にあたる．

胃気：脾，消化器で作られたエネルギー．脈血のはけを良くすること．

利水：体内の水分のバランスを調節して，むくみなどの症状を改善する作用．

心下：上腹部やみぞおちあたりを指す．

> **生薬**
> **桂皮**：身体を温め，寒気を改善し，血流を促進して発汗を促し解熱効果を発揮する．またのぼせを改善し鎮静作用ももつ．経方医学的には胃気を肺心に上げ心陽を高める生薬で，その逆の作用をするのが芍薬である[3]．
> **茯苓**：心，肺，胃の水分を消化管を通して膀胱に運び，尿として排泄する．安神薬の一種でもあり動悸や不安に効果を発揮する．
> **蒼朮**：体内の余分な水分を取り除く生薬で，胃腸や関節，筋肉に作用する．
> **竜骨**：大型ほ乳類の骨の化石で，重鎮安神薬の一種．
> **牡蛎**：牡蛎の貝殻で，重鎮安神薬の一種．
> **小麦**：心陰（こころの栄養）を補い精神状態を安定させる作用がある．養心安神薬[4]．
> **甘草**：主な作用は胃気を補い，守る作用で，諸薬の調和をもたらし，解毒作用ももつ[3]．
> **大棗**：食用されるなつめの果実であり，脾胃の気と津液を守る作用がある．また心血を補い精神安定作用ももつ[4]．

Dr. Shinのひとこと

　重鎮安神薬は生薬でいえば，竜骨と牡蛎です．竜骨は大型のほ乳動物の化石化した骨で，牡蛎はカキの貝殻です．両者ともに鎮静作用に優れ，精神不安や不眠に効果を表します．両者を含む方剤は，桂枝加竜骨牡蛎湯，柴胡加竜骨牡蛎湯があり，牡蛎だけを含む方剤は柴胡桂枝乾姜湯があります．

　桂枝加竜骨牡蛎湯は気の遣いすぎによる，虚労ベースの予期不安やうつ症状に対して，子どもから大人まで効果を発揮する，とても処方しやすい方剤です．

　イライラを伴う不安やうつ症状では，肝の疏泄が乱れており，柴胡が必要で，柴胡加竜骨牡蛎湯の投与を考えます．筆者は自閉スペクトラム症にもときどき使用し一定の効果を得ています．

　また，とくにがんばり屋さんの女性で，その環境に過剰適応し，不安やうつ症状を伴い，つらくて思わず涙がこぼれてしまうような場合には，柴胡桂枝乾姜湯が適していると筆者は考えています．

　この3つの方剤の対象患者では，慢性的な交感神経の過緊張状態にあることが共通しており，腹部触診時に大動脈の拍動（悸）が触れることが1つの特徴です．とても有効性の高い薬であるこの3剤を使い分けて，メンタル不調に対処することができれば，プライマリ・ケア医として，メンタル不調への対応力が格段に上がること間違いなしです．

総合診療 **POEMs** — 診療で使える！旬なオススメ文献 —

Patient Oriented Evidence that Matters

編集　東京北医療センター 総合診療科　岡田 悟

第23回 慢性腎臓病を伴う無症候性高尿酸血症に対して薬物療法を開始するタイミングは？

村立東海病院　前田 遥
市立奈良病院 総合診療科　森川 暢
地域医療振興協会 地域医療研究所　井上博人

慢性腎臓病を有する患者の尿酸高値が判明したけれど薬物療法を始めたほうがよいの？

　外来診療において定期通院，2次健診で受診した患者に，偶発的に高尿酸血症を認めることがあるが，痛風発作の既往がなければ薬物療法は開始せず，次回の定期外来・健診でのフォローアップを推奨することが多かった．今回，整形外科入院中の年単位で進行する腎機能障害を有する高齢女性の診察を依頼され，血液検査結果を確認するとCre 1.4 mg/dLの腎機能障害以外に尿酸12.9 mg/dLの無症候性高尿酸血症を認めた．

　わが国の高尿酸血症・痛風の治療ガイドラインでは，無症候性高尿酸血症に関して薬物治療の導入は血清尿酸値8.0 mg/dL以上を一応の目安にする（図1）が適応は慎重にすべき，エビデンスや薬物の副作用について情報を患者に示し検討することが望ましい．慢性腎臓病（chronic kidney disease：CKD）では高尿酸血症を有する割合が高いが高尿酸血症が慢性腎臓病を進行させるかは解決されていないと記されている[1]．また，欧米のガイドラインでも痛風発作やCKDなどを並存しない場合，無症候性高尿酸血症に対する薬物療法を推奨しないと記載されている[2,3]．

　明確な指針がない状態であり，改めて無症候性高尿酸血症を有するCKD患者への尿酸降下薬開始について考えてみた．

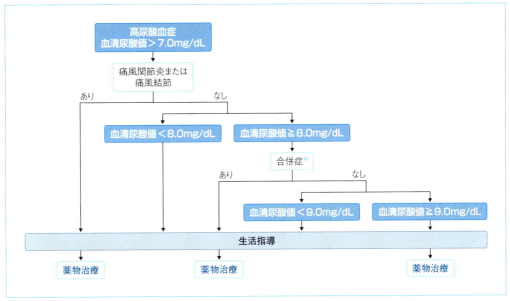

図1 ▶ 高尿酸血症の治療指針
＊：腎障害，尿路結石，高血圧，虚血性心疾患，糖尿病，メタボリックシンドロームなど（腎障害と尿路結石以外は尿酸値を低下させてイベント抑制を検討した大規模介入試験は未施行である．このエビデンスを得るための今後の検討が必要となる）．

(文献1)より)

▼今回取り上げる論文は これ！

Kimura K, et al：Febuxostat therapy for patients with stage 3 CKD and asymptomatic hyperuricemia：a randomized trial. Am J kidney Dis, 72：798-810, 2018.　　　　　　　　　　　　　　　　　　　　　(PMID：30177485)[4]

この論文が出てきた背景

　先行研究で高尿酸血症がCKDの発症および進行に対する危険因子であることが示唆されている[5]．また，小規模なランダム化比較試験（RCT）や追跡調査ではプリン型キサンチンオキシダーゼ阻害薬の代表格であるアロプリノールによる尿酸降下療法がCKDの進行を遅らせる可能性があると述べられている[6,7]が，いずれも被験者が少なく，CKDの進行を遅らせるために薬物療法が有用と支持するほどの十分なエビデンスを得られていない．また，初期の腎障害に対するキサンチンオキシダーゼ阻害薬の効果を検討した研究は数少ない．

　加えて，非プリン選択的キサンチンオキシダーゼ阻害剤であるフェブキソスタットは主に肝臓でグルクロン酸抱合によって代謝されるため，推算糸球体濾過量（estimated glomerular filtration rate：eGFR）が低い患者でも薬物動態にほとんど影響を与えず[8]，安全に投与することができる．

以上の背景から，無症候性高尿酸血症を有するCKD GCA分類G3の日本人において，フェブキソスタットによる薬物療法がeGFRの低下を抑制するかどうかを検証するために本研究が実施された（FEATHER研究）．

この論文の概要

20歳以上の無症候性高尿酸血症（尿酸値＞7.0～10.0 mg/dL）を有するCKD GCA分類G3の日本人患者（eGFR30～59 mL/分/1.73 m^2）をフェブキソスタット群またはプラセボ群に1：1に割りつけ108週間投与した，二重盲検化RCTである．主要評価項目はeGFRの傾き（mL/分/1.73 m^2）で，副次評価項目はeGFR・血清尿酸値の変化量，ならびに血清クレアチニン値の2倍化，透析の導入であった．

合計467人の患者（男性363人，女性104人，平均年齢65.6歳）が登録され，そのうちフェブキソスタット群219人（eGFR 45.2±9.5 mL/分/1.73 m^2，Cre 1.2±0.3 mg/dL，血清尿酸7.8±0.9 mg/dL）とプラセボ群222人（eGFR 44.9±9.7 mL/分/1.73 m^2，Cre 1.3±0.3 mg/dL，血清尿酸7.8±0.9 mg/dL）が解析された．平均eGFR勾配は，フェブキソスタット群（0.23±5.26 mL/分/1.73 m^2）とプラセボ群（−0.47±4.48 mL/分/1.73 m^2）との間に有意差は認められなかった（差，0.70；95% CI：−0.21～1.62；p＝0.1）．副次評価項目では，タンパク尿陰性の患者（p＝0.005）および血清クレアチニン濃度が中央値よりも低い患者（p＝0.009）において，フェブキソスタットによるeGFRの保護効果が認められた．痛風性関節炎の発症率は，フェブキソスタット群（0.91%）でプラセボ群（5.86%）よりも有意に低かった（p＝0.007）．フェブキソスタットに特有の有害事象は観察されなかった．

この文献のポイント

● この研究のよいところ

- 尿酸降下療法と腎機能障害，心血管疾患の関連性を示す研究は複数あるが，被験者が多い二重盲検化RCTで，かつ，観察期間が長い．それに加え，腎機能障害を有する無症候性高尿酸血症の患者に限定した研究である．
- 半世紀以上使用されているプリン型キサンチンオキシダーゼ阻害剤であるアロプリノールではなく，2011年にわが国で承認された非プリン選択的キサンチンオキシダーゼ阻害剤であるフェブキソスタットを使用している．

● この研究の弱点

- GFRの測定値ではなく推定値を使用している．eGFRに内在する不正確さとバイアスはGFRが保たれているほど大きくなるため，ごく軽度の腎機能障害を有するグループでの精度が制限される．

- GKD G4またはG5の患者は短期間に腎機能障害が悪化する可能性があるため本研究から除外された．この除外と，CKD G3を含む日本人の一般集団におけるeGFRの変化が緩やかであるという報告[9]を考慮すると，研究グループ間で主要評価項目に有意な差が生まれにくかった可能性がある．
- 研究対象が日本人のみであること，日本特有のeGFRの式を使用していることから，海外では一般化できない可能性がある．

ほかの研究との比較

FEATHER研究を含め，CKDを有する高尿酸血症に対する尿酸降下薬の有用性について，前述したようにこれまで複数のRCTが行われており，その一部を表1に示す．いずれも小規模のものが多く，かつ，痛風発作の既往の有無を問わない＝症候性／無症候性高尿酸血症を区別していない研究もあり，一律に評価することは困難である．具体的には，本論文と同時期に発表されたSircarらの研究[10]について，無症候性高尿酸血症患者に対するフェブキソスタットのCKD進行抑制効果の研究という点は合致しているが，症例数が少ないうえにCKD G4患者も含まれ，観察期間も約1/4である．

また，本研究後のFREED研究（2019年公表）では，高血圧，2型糖尿病，腎疾患，脳血管もしくは心血管疾患を1つ以上もつ高尿酸血症（血清尿酸値7.0～9.0 mg/dL）の65歳以上の日本人1,070人をフェブキソスタット群と非フェブキソスタット群に1：1にランダムに割りつけ，36ヵ月間観察を行い，脳血管，心血管，腎イベントおよびすべての死亡が主要複合イベントとされた．エンドポイント（試験の中止または完了）における血清尿酸値はそれぞれ4.50±1.52 mg/dLおよび6.76±1.45 mg/dL（p＜0.001）で，主要複合イベントの発生率は，フェブキソスタット群で有意に低く（HR 0.750，95%CI 0.592～0.950；p＝0.017），最も頻度の高いイベントは腎機能障害であった（フェブキソスタッ

表1 尿酸降下薬のCKD進行抑制効果に関するRCT

著者（発表年）国	対象（症例数）；観察期間	尿酸降下薬 1日投与量	腎機能抑制効果	無症候性患者対象
Siu（2006）[11] 中国	Cre1.35～4.50 mg/dL（n＝54）；1年	アロプリノール 100～300 mg	eGFR低下抑制	
Goicoechea（2010）[6] スペイン	CKD3（n＝113）；2年	アロプリノール 100 mg	eGFR低下抑制	
Kao（2011）[12] イギリス	CKD3（n＝53）；9ヵ月	アロプリノール 300 mg	eGFR変化なし	
Hosoya（2014）[13] 日本	CKD3（n＝122）；22週	トピロキソスタット 160 mg	eGFR変化なし ※尿中Alb排泄量33%低下	
Sircar（2015）[10] インド	CKD3, 4（n＝93）；6ヵ月	フェブキソスタット 40 mg	eGFR低下抑制	◎
Kimura（2018）[4] 日本※本研究	CKD3（n＝467）；108週	フェブキソスタット 40 mg	eGFRの傾きに変化なし	◎

（文献1）より改変）

ト群：16.2％，非フェブキソスタット群：20.5％；HR 0.745, 95％ CI 0.562 〜 0.987；p＝0.041），つまり，フェブキソスタットは尿酸値を低下させ腎機能障害の進行を遅らせるという結論であった[14]．被験者はFEATHER研究の約2倍で，フェブキソスタットに尿酸降下作用があることは共通しているが，背景にCKDを有していない症例もあり，純粋に無症候性高尿酸血症を有するCKDの進行をフェブキソスタットで抑制できると判断しかねるものであった．

この文献が日常診療をどう変えるか？

　CKDと高尿酸血症を同時に有する患者は多いが，繰り返し述べてきたように無症候性高尿酸血症に対する尿酸降下療法が腎機能障害の進行を抑制すると言い切れるほどの十分なエビデンスは得られていない．その背景の1つは高尿酸血症を有する患者はほかの生活習慣病を並存することが多く，複合的な要因を考慮する必要があり，単純な比較が難しいからだろう．現状では痛風発作を生じない限り，安易に薬物療法を開始するのではなく，月単位，年単位で定期診察，健康診断結果でフォローしながら薬物療法を検討してよいと考える．もちろん，既知のとおり，繰り返し痛風関節炎をおこすような高尿酸血症患者ではわが国でも欧米でも尿酸降下薬による薬物療法が推奨されており，血清尿酸6.0 mg/dL未満を目標とすべきである[1]．

　無症候性高尿酸血症への介入は慎重になるべきであっても，ほかに高血圧症や糖尿病などといった慢性疾患を合併している可能性があり，それらの評価・加療を積極的に行い，腎障害，心血管疾患，脳血管疾患等のリスクを下げることができれば患者のメリットにつながるだろう．

引用文献

1) 日本痛風・核酸代謝学会ガイドライン改訂委員会（編）：尿酸血症・痛風の治療ガイドライン．第3版，2022．
2) Khanna D, et al：2012 American College of Rheumatology guidelines for management of gout. Part 1：Systematic nonpharmacologic and pharmacologic therapeutic approaches to hyperuricemia. Arthritis Care Res, 64：1431-1446, 2012.
3) Richette P, et al：2016 updated EU-LAR evidence-based recommendation for the management of gout. Ann Rheum Dis, 76：29-42, 2017.
4) Kimura K, et al：Febuxostat therapy for patients with stage 3 CKD and asymptomatic hyperuricemia：a randomized trial. Am J kidney Dis, 72：798-810, 2018.
5) Diana I, et al：Uric acid as a target of therapy in CKD. Am J Kidney Dis, 61：134-146, 2013.
6) Goicoechea M, et al：Effect of allopurinol in chronic kidney disease progression and cardiovascular risk. Clin J Am Soc Nephrol, 5：1388-1393, 2010.
7) Goicoechea M, et al：Allopurinol and progression of CKD and cardiovascular events：long-term follow-up of a randomized clinical trial. Am J kidney Dis, 65：543-549, 2015.
8) Hoshide S, et al：PK/PD and safety of a single dose of TMX-67 (febuxostat) in subjects with mild and moderate renal impairment. Nucleosides Nucleotides Nucleic Acids, 23：1117-1118, 2004.
9) Imai E, et al：Slower decline of glomerular filtration rate in the Japanese general population：a longitudinal 10-year follow-up study. Hypertens Res, 31：433-441, 2008.
10) Sircar D, et al：Efficacy of febuxostat for slowing the GFR decline in patients with CKD and asymptomatic hyperuricemia：a 6-month, double-blind, randomized, placebo-controlled trial. Am J kidney Dis, 66：945-950, 2015.

11) Siu YP, et al：Use of allopurinol in slowing the progression of renal disease through its ability to lower serum uric acid level. Am J kidney Dis, 47：51-59, 2015.
12) Kao MP, et al：Allopurinol benefits left ventricular mass and endothelial dysfunction in chronic kidney disease. J Am Soc Nephrol, 22：1382-1389, 2011.
13) Hosoya T, et al：Effects of topiroxostat on the serum urate levels and urinary albumin excretion in hyperuricemic stage 3 chronic kidney disease patients with or without gout. Clin Exp Nephrol, 18：876-884, 2014.
14) Kojima S, et al：Febuxostat for cerebral and cardiorenovascular events prevention study. Eur Heart J, 40：1778-1786, 2019.

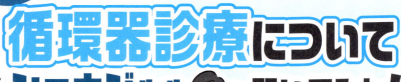

飯塚総診 心不全カンファレンス

突撃 循環器診療について ショウジ先生に聞いてみた！

山口裕崇　飯塚病院 総合診療科
川上将司　久留米大学病院 高度救命救急センターCCU

第8回　「目に見える」治療と「目に見えない」治療 ――その②テッパンのβ遮断薬

　心不全で外来通院している患者にほぼもれなく処方されているのがβ遮断薬（β blocker）です．ファンタスティック4の代表とも言えるβ遮断薬，その始め時や控えるべき場面，継続するか止めるべきか，入院管理でも迷うことが多いです．たとえば，心不全は全例ですぐにβ遮断薬を導入すべきなのか，ちょっと待ったほうがよいのか，心不全患者の具合が悪くなって入院したらβ遮断薬を休薬するのがよいのか．あと，頻脈性心房細動に出会ったときとか……．そこで，ショウジ先生に聞いてみた！

🎤 β遮断薬の効果とその副作用・使い分け

　前回，アンジオテンシン変換酵素（angiotensin converting enzyme：ACE）阻害薬の話がちょこっと出てきましたが，そのACE阻害薬に追加することで予後改善のエビデンスを確立しているのが，β遮断薬（ビソプロロール，カルベジロール）ですよね？

　そうです，もう皆さんお馴染みですね．心不全に対する薬剤の考え方について，前回の内容を覚えていますか？

　もちろんです．「目に見える効果」と「目に見えない効果」ですね．心不全の予後改善といえばβ遮断薬．この点については，β遮断薬の「目に見えない効果」のことですね．β遮断薬における「目に見える効果」についてまずは学びたいと思います．われわれ総合診療医にとって，β遮断薬は頻脈性心房細動のレートコントロールで用いることが多いです．つまり，**β遮断薬は「目に見える効果」の1つである陰性変時作用を期待して使っています**．ビソプロロールの貼付剤であるビソノ®テープや静注薬のラン

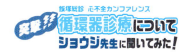

ジオロール（オノアクト®）も使うことがあります．

そうですね．β遮断薬の「目に見える効果」の代表が陰性変時作用ですね．もう1つ，有名な「目に見える効果」は何でしたか？

陰性変力作用ですね．心機能を落とす作用ということで，非代償期の心不全には禁忌だと学びました．左房圧が上昇し，臨床的には肺うっ血をきたしている，もしくは心拍出量が低下している非代償期の状態の患者に対してβ遮断薬を投与すると，心収縮力が低下してさらに左房圧が上昇してしまったり，心拍出量が低下してしまったりするわけで，結果的に心不全はさらに増悪してしまいます．したがって，**非代償期の心不全には禁忌**ということでした．このように陰性変力作用ってβ遮断薬の「目に見える効果」というより「目に見える副作用」というイメージが強いのですが，この陰性変力作用を期待してβ遮断薬を投与する状況ってあるのでしょうか？

肥大型心筋症のなかには，左室内腔が狭小化して心拍出量が低下する閉塞性肥大型心筋症という病気があります．この治療薬としてβ遮断薬や抗不整脈薬が使われますが，このときに期待される効果がまさに陰性変力作用ですね．左室収縮力を低下させ，左室内の圧較差を減少させるわけです．

なるほど，勉強になりました．また，β遮断薬の副作用として表1のものもあるようです．

β遮断薬の「目に見える効果」は陰性変時作用と陰性変力作用，「目に見えない効果」は心筋リモデリング抑制と突然死の予防による心不全の予後改善です．慣れていないうちは使いにくい薬剤という印象があるかもしれませんが，心不全の治療薬としては本当に重要な薬剤です．β遮断薬も，ACE阻害薬と同様に**ステージBの心不全にも適応があります**（図1）．

それでは「目に見えない効果」を期待して投与するβ遮断薬の使い方を教えてください．心機能低下例に対するβ遮断薬の投与は，まずは少量から，緩徐に漸増させていくイメージです．

そのとおりですね．「目に見えない効果」を期待して投与するβ遮断薬には同時に「目に見える効果」もあるため，安全に目標量まで到達させなければいけません．β遮断薬漸増の過程で高度の徐脈になったり，心機能を低下させてうっ血になったりすると心不全の予後改善どころではなくなってしまいます．

そこは気をつけないといけませんね．

心不全の予後改善を期待して投与するβ遮断薬にはビソプロロールとカルベジロールがあります．ビソプロロールは0.625 mg錠がありますので，そこが初期投与量と考えてよいでしょう．ただ**高度の心機能低下例については，さらに半分にして0.3125 mgから開始する**など工夫をしています．漸増のスピードは0.625 mg，1.25 mg，2.5 mg，5 mgとする場合が多く，血圧・心拍数・心機能などに基づいて症例ごとで変えています．入院中か外来かでも対応は異なります．カルベジロールも同じよ

表1 β遮断薬の副作用

すべてのβ遮断薬に共通	心機能低下，低血圧，洞機能不全，房室ブロック 消化器症状（食欲不振，便秘など），離脱症候群（受容体のup-regulationによると推測される）
脂溶性β遮断薬	うつ病など精神症状
非β1選択性のもの（一部β2遮断による）	気管支喘息，低血糖，閉塞性動脈硬化（ASO）増悪，末梢循環障害 トリグリセリド上昇，HDLコレステロール低下

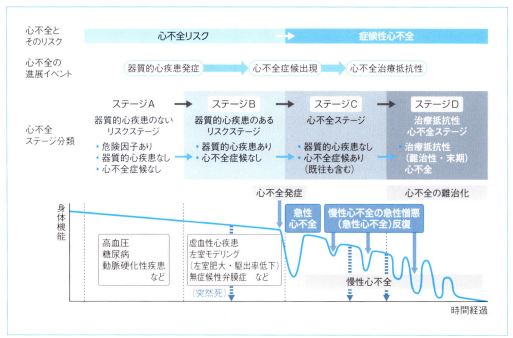

図1 心不全のステージ分類

うなかたちで1.25 mg前後を開始とする場合が多く、2.5 mg、5 mg、10 mgと漸増しています。入院中の患者でかなり慎重に漸増している場合は、体重を毎日測定し、血圧・心拍数はもちろん、低心拍出量症候群の所見やうっ血の所見がないか確認しながら3〜4日ごと、時には週単位で漸増する場合もあります。外来だとその間隔はもっと開きます。

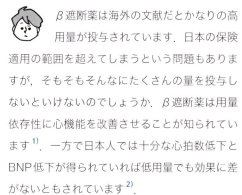

β遮断薬は海外の文献だとかなりの高用量が投与されています。日本の保険適用の範囲を超えてしまうという問題もありますが、そもそもそんなにたくさんの量を投与しないといけないのでしょうか。β遮断薬は用量依存性に心機能を改善させることが知られています[1]。一方で日本人では十分な心拍数低下とBNP低下が得られていれば低用量でも効果に差がないともされています[2]。

わが国におけるβ遮断薬の承認最大用量はカルベジロールで20 mg/日、ビソプロロールで5 mg/日であるので、海外で使用される用量よりずいぶんと低くなります。用量依存性に効果が発揮されることが知られているので、やはりわが国でも**最大用量を目指して漸増するほうがよい**と思いますが、心拍数やBNPの推移によっては漸増による副作用のリスクを負うより低用量で維持する選択肢もあり得ます。

陰性変力作用や陰性変時作用があるにもかかわらず、用量依存性に心機能を改善させるって、何だか不思議な感じがしますね。一方で低用量でも効果が発揮される点も注目です。総診的というか高齢者診療やポリファーマシーの観点からも、徐脈など薬剤性の副次作用を考慮すると、効果が得られるなら必要最低限がよいと思います。カルベジロールとビソプロロールの使い分けはどのようにされていますか？

もともと降圧作用としては切れ味がいまひとつな薬剤ですので、心疾患のない患者の降圧薬として第一選択になることは現状ありません。心不全の予後改善薬としてのエビデンスがあり、わが国で使用可能な薬剤はビ

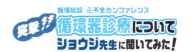

ソプロロールとカルベジロールになります．心拍数が高めの患者，気管支喘息や肺気腫/慢性閉塞性肺疾患（chronic obstructive pulmonary disease：COPD）がある患者はビソプロロールを使うことが多いですね．**ビソプロロールはカルベジロールと比較して心拍数抑制効果が強いことが知られています**[3]．

β遮断薬と心房細動

　β遮断薬の「目に見える効果」に戻りたいと思います．われわれはとくに入院患者で他疾患に合併した頻脈性心房細動に対応しなければならない状況が多く，たとえば肺炎で入院した高齢の患者さんがその代表です．急性期は内服も困難な場合も多く，貼付剤のあるビソプロロールは重宝しています．

　ちなみに，ビソノ®テープは静注薬ほどではないものの，貼る・剝がすによるオンとオフがあるため，内服より使い勝手がよいと思われます．ただ先ほどのβ遮断薬の注意点＝「目に見える効果」を十分に理解して使ってくださいね．

　ビソノ®テープ貼付剤の4 mgと8 mgはそれぞれ，経口剤であるビソプロロールの2.5 mgと5 mgに相当します．当科では嚥下機能や消化管の問題で内服できない患者に対して貼付剤を選択している場合が多いです．また敗血症性ショックで入院した患者が心房細動を発症し血行動態が悪化したときにはランジオロール（オノアクト®）を使用することも多いです．ランジオロールは短時間作用型で$β_1$選択性が高く，日本で作られたβ遮断薬ですね．半減期は4分，約15分で定常状態に達するので，まさにキレがよい薬です．

　敗血症・肺炎などに合併した心房細動への対応ですが，頻脈が目立つからといって，即座にβ遮断薬でレートコントロールを図ることは必ずしもオススメできるわけではないです．心拍出量を増やそうと心拍数で代償している結果として頻脈になっていることは心房細動でも当然あり得ます．前述のβ遮断薬の「目に見える効果」のとおり，β遮断薬が逆に血行動態を悪化させてしまう懸念もあることを念頭に置く必要がありますね．急性期疾患を合併した心房細動時の心拍数の目標値は明確に定まっていません．その心拍数はコントロールしなければならないのか，十分に考える必要がありますね．

　β遮断薬で心拍数を低下させ拡張期を長くすることが，心拍出量増加に寄与するかどうか……の見積もりが大切ということですね．心収縮を抑制する効果もあるわけで，心拍数も心拍出量も低下させてしまう可能性も考えないといけませんね．ついつい頻脈は抑えたくなってしまうので，気をつけます．

β遮断薬，続けるべきかやめるべきか

　ところで，慢性心不全で日常的にβ遮断薬を内服している患者さんが別の病態で入院したとき，そのβ遮断薬って休薬するのがよいのでしょうか？

　慢性期の心不全患者さんでは，いつも内服している**β遮断薬は継続するのが原則**です．敗血症性ショックで高用量の循環作動薬を要したり，機械的循環補助が必要な状態であれば休薬や減量を検討しますが，そのような特別な理由を除き継続することが原則です．

　β遮断薬って，簡単にやめちゃダメなんですね．

今回はファンタスティック4の1つであり，心不全治療の柱であるβ遮断薬について教えてもらいました．非代償期の肺うっ血/肺水腫や心原性ショックの状態ではβ遮断薬の導入を待つべきですが，陰性変力作用と陰性変時作用があるとはいえ，もともと内服しているβ遮断薬は原則として休薬しないことが鉄則だと学びました．頻脈性心房細動と出会ったら，まずレートコントロールに飛びつくのではなく，原因を考えること，電解質異常と体液量不足/過多へ優先的に介入することを意識していきたいと思います．

■参考文献

1) Bristow MR, et al：Carvedilol produces dose-related improvements in left ventricular function and survival in subjects with chronic heart failure. MOCHA Investigators. Circulation, 94：2807-2816, 1996.
2) Okamoto H, et al：Minimal dose for effective clinical outcome and predictive factors for responsiveness to carvedilol：Japanese chronic heart failure (J-CHF) study. Int J Cardiol, 164：238-244, 2013.
3) Düngen HD, et al：Titration to target dose of bisoprolol vs. carvedilol in elderly patients with heart failure：the CIBIS-ELD trial. Eur J Heart Fail, 13：670-680, 2011.

ミッドラインカテーテルの基本知識・挿入手技・管理がわかる！

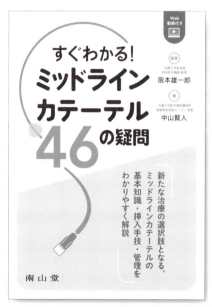

本書は，国内初のミッドラインカテーテルの専門書として，基礎から適応，挿入手技，管理方法までを体系的に解説しました．エコーガイド下での挿入手技や挿入時のトラブルシューティングについても，豊富なイラストを用いてわかりやすく説明しています．実際の挿入，固定，採血手技が学べる「Web動画」も収録．ミッドラインカテーテルを安全かつ適正に使用するためには，カテーテル管理に関わる医療従事者が，十分な知識と技術を習得することが求められます．ミッドラインカテーテルについて初めて学ぶ方はもちろん，臨床でさらに活用していきたい方まで，すべての医療従事者におすすめの1冊です．

すぐわかる！ミッドラインカテーテル 46の疑問

佐賀大学医学部救急医学講座 教授　**阪本雄一郎** 監修
佐賀大学医学部附属病院高度救命救急センター 助教　**中山賢人** 著

- ■B5判　123頁
- ■ISBN 978-4-525-41241-8
- ■定価 3,520円（本体3,200円＋税10％）
- ■2025年4月発行

9784525412418

南山堂　〒113-0034 東京都文京区湯島4-1-11
TEL 03-5689-7855　FAX 03-5689-7857（営業）
URL　https://www.nanzando.com
E-mail　eigyo_bu@nanzando.com

初版から10年経ちました

プラマニュはこれからも現場の変化とともに

新刊

感染症プラチナマニュアル Ver.9 2025-2026

著 岡 秀昭　埼玉医科大学教授／総合医療センター 病院長補佐

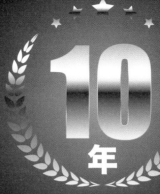

感染症診療に必要かつ不可欠な内容をハンディサイズに収載。必要な情報のみに絞ってまとめ、臨床における迷いを払拭する。Dr.岡+執筆協力者31名による大改訂、全体で40ページ増。新型コロナウイルス感染症（COVID-19）の記述を刷新（ワクチン、予防の項目もアップデート）。新規ガイドライン（敗血症、感染性心内膜炎など）と、臨床に直結する新旧の主要論文約300本の情報を更新。『微生物プラチナアトラス　第2版』と『ASM臨床微生物学プラチナレファランス』とのリンク継続。拡大版（Grande）も同時発売。職種・年代問わず、すべての医療者のみなさまに。

通常版
定価 2,750 円（本体 2,500 円＋税10%）
三五変 頁676 図9 2色 ISBN 978-4-8157-3123-6
2025年2月発行

グランデ版
定価 4,180 円（本体 3,800 円＋税10%）
A5変 頁676 図9 2色 ISBN978-4-8157-3124-3
2025年2月発行

好評　情報は弱く、原則は強い。教科書は強い。

シュロスバーグの臨床感染症学 第2版
Schlossberg's Clinical Infectious Disease, Third edition

監訳 **岩田健太郎**　神戸大学大学院医学研究科
微生物感染症学講座感染治療学分野教授

A4変 頁1328 写真336 図87 4色+2色 ISBN978-4-8157-3117-5　2024年9月発行
定価 25,850 円（本体 23,500 円＋税10%）

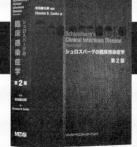

MEDSi メディカル・サイエンス・インターナショナル
113-0033 東京都文京区本郷1-28-36
TEL 03-5804-6051　FAX 03-5804-6055
http://www.medsi.co.jp　E-mail info@medsi.co.jp

疑わしい症例の見分け方がわかる！

「この患者さん リウマチ・膠原病かも？」と迷ったときの診断のカンどころ

専門医に聞きました！
一般内科外来でよくある症例の見分け方

吉田常恭／編　**新刊**

- 定価 5,500円（本体 5,000円＋税10％）
- B5判　約270頁　ISBN 978-4-7581-2361-7

❖ 「これって膠原病ですか？」一般外来からコンサルトされた症例を，専門医はどうやって見分けている？「自己抗体陽性」にだまされず，膠原病ミミッカーを見抜くヒントが詰まった1冊！

❖ プライマリ・ケアで役立つ，専門医の思考プロセスがわかる！

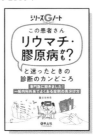

知っておきたい撮影オーダーと診断のコツ！

レジデントのための 骨折の撮影オーダーと画像診断

救急・当直で困らない！
正しい撮影条件をマスターして適切な診断ができる！

渡部欣忍／編　**新刊**

- 定価 5,940円（本体 5,400円＋税10％）
- B5判　344頁　ISBN 978-4-7581-2434-8

❖ 救急・当直で必ず役立つ！各部位の撮影方法・正常画像の見え方から，受傷部位を撮り逃さない適切な撮影オーダーと診断のコツまで，骨折診断のために知っておきたいポイントがしっかりわかる．

❖ 研修医・当直医におすすめの1冊．

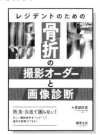

今こそ「子どもは苦手」を克服しよう！

苦手を今すぐ解消します！ 小児救急の基本Q&A

成人との共通点・相違点をタイパよく学び，
適切な緊急度評価と対応力が身につく

鉄原健一／編　**新刊**

- 定価 4,950円（本体 4,500円＋税10％）
- B5判　206頁　ISBN 978-4-7581-2435-5

❖ 救急診療の中でもハードルが高い小児救急について，緊急度評価から症候ごとの具体的な対応までをリアルな症例ベースで解説．

❖ 成人救急との比較で要点がわかりやすい，今すぐ使える小児救急の必携本．

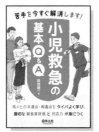

がん化学療法の大好評定番書，大幅改訂！

改訂第8版 がん化学療法レジメンハンドブック

治療現場で活かせる知識・注意点から
服薬指導・副作用対策まで

日本臨床腫瘍薬学会／監，
遠藤一司，加藤裕芳，松井礼子／編　**改訂**

- 定価 5,500円（本体 5,000円＋税10％）
- B6変型判　1240頁　ISBN 978-4-7581-2430-0

❖ 大好評のがん化学療法の定番書，大幅改訂！新薬など新たに56レジメンを追加し，充実の262レジメン！

❖ 投与スケジュールのほか，奏効率，減量・休薬基準，支持療法，副作用対策，服薬指導など，現場で役立つ必須情報をレジメンごとに掲載．

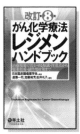

発行　**羊土社 YODOSHA**

〒101-0052　東京都千代田区神田小川町2-5-1　TEL 03(5282)1211　FAX 03(5282)1212
E-mail：eigyo@yodosha.co.jp
URL：www.yodosha.co.jp/

ご注文は最寄りの書店，または小社営業部まで

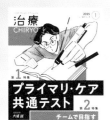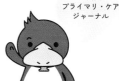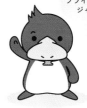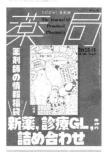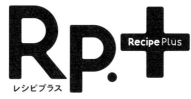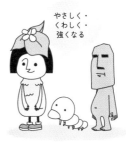

編集幹事のミニエッセイ

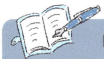

嘘でもいいから

　あれはたしか，医師5年目くらいのことだったと思う．当時働いていた高度救命救急センターには日々重症患者さんたちが担ぎ込まれ，心身ともに疲弊していたことをよく覚えている．

　そんななか，いつかの日本熱傷学会学術集会の招待講演で，重症熱傷から回復した実際の患者さんの話を聞く機会があった．曰く，救命センターでの治療はたしかにつらかったが，一番つらかったのは，医師から「完全に元どおりに戻るのは難しいかもしれませんが，がんばりましょう」と言われたときだったそうだ．彼は，「嘘でもいいから，元どおりに治るために頑張りましょうと言ってほしかった」と言っていた．自分が主治医で同じ状況だったらなんて言っただろうか……．患者も医師も同じ人間は一人としていないため，十人十色の意見があってよいと思う．ただ，プロフェッショナルとして，一人の人間として，どういう声をかけるのがベストなのか，医師20年目を生きる私も，未だ試行錯誤の日々を過ごしている．

谷崎隆太郎（市立伊勢総合病院 内科・総合診療科）

編集委員

官澤 洋平　（神戸大学医学部 総合内科）
櫻井 広子　（社団医療法人緑川会 介護老人保健施設ふれんどりー岩泉／
　　　　　　京都大学大学院 医学研究科国際保健学講座社会疫学分野）
長野 広之　（天理よろづ相談所病院 総合内科）
原田 侑典　（獨協医科大学 総合診療医学）
宮本 侑達　（ひまわりクリニック／
　　　　　　名古屋大学 医学系研究科発育・加齢医学講座総合診療医学分野）

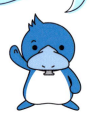

A good book has no ending.

治療 CHIRYO　vol. 107　no. 6

ⓒ 2025

2025年5月1日発行

発行者
　株式会社南山堂　　代表者　鈴木幹太　　編集長　片桐洋平
　〒113-0034　東京都文京区湯島 4-1-11
　TEL　代表 03-5689-7850　　www.nanzando.com

DTP　クニメディア株式会社／
　　　有限会社タイプフェイス
印刷　クニメディア株式会社

978-4-525-93016-5

JCOPY ＜出版者著作権管理機構 委託出版物＞
複製を行う場合はそのつど事前に（一社）出版者著作権管理機構（電話 03-5244-5088，FAX 03-5244-5089，e-mail: info@jcopy.or.jp）の許諾を得るようお願いいたします．
本書の内容を無断で複製することは，著作権法上での例外を除き禁じられています．
また，代行業者等の第三者に依頼してスキャニング，デジタルデータ化を行うことは認められておりません．